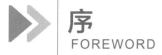

# 序
## FOREWORD

U0345186

    2023年5月，习近平总书记在二十届中央财经委员会第一次会议上讲话中强调"以人口高质量发展支撑中国式现代化"，提出"切实提高出生人口素质，促进儿童健康成长。"新生儿期是人生旅程的重要起点，也是生命较为脆弱的特殊时期。保障新生儿健康是推进健康中国建设、促进人口高质量发展的重要基础性工作。党的十八大以来，党中央实施健康中国战略，及时调整优化生育政策，对保障母婴安全、促进儿童健康作出了决策部署和工作要求。

    在党中央、国务院的坚强领导下，我国新生儿安全保障政策措施持续完善，救治服务网络不断健全，儿童健康事业快速稳步发展。国家卫生健康委实施了健康儿童行动提升计划，开展新生儿安全提升行动，提升新生儿救治快速反应和处置能力，增强危重新生儿医疗救治能力。制定印发《危重新生儿救治中心建设与管理指南》，建立健全危重新生儿救治网络。目前，全国共有危重新生儿救治中心3221个，省级、市级实现全覆盖，县级覆盖率达89%，建成了分级负责、上下联动、应对有序、运转高效的危重新生儿救治网络。开展危重新生儿救治体系评估，推动各级危重新生儿救治中心提升能力、质量和效率。实施新生儿救治能力提升项目，支持相关医疗机构加强重点医疗设备配备和人才队伍建设。实施新生儿科医师培训项目，为中西部地区县级危重新生儿救治中心培养新生儿科医师，开展新生儿保健特色专科建设。国家卫生健康委妇幼健康中心在妇幼司指导支持下，充分发挥专业优势，全力做好新生儿健康相关政策研究和适宜技术推广工作，持续开展新生儿复苏培训，已累计培训30万人次医务人员。持续实施新生儿安全项目，积极推广以出生后立即擦干、母婴皮肤接触、晚断脐、早开奶、预防眼部感染和新生儿出血、袋鼠式护理等为核心内容的新生儿早期基本保健服务，不断推进新生儿生存和发展。经过不懈努力，我国儿童健康水平持续提高，2023年我国新生儿死亡率、婴儿死亡率和5岁以下儿童死亡率分别降低至2.8‰、4.5‰和6.2‰。

同时，我们也清醒地认识到，我国儿童基数大，医疗卫生资源分布的地区差异、城乡差异大，进一步降低新生儿死亡率，提高儿童健康水平，仍然面临诸多困难和挑战，特别是新生儿死亡在5岁以下儿童死亡占比较高，新生儿死亡原因中以早产和低出生体重、出生窒息、新生儿感染性疾病等为主，基层危重新生儿救治能力需要持续提升。

高质量的危重新生儿救治需要救治团队具备熟练的操作技能和专业素养，以及有序高效的团队协作机制。加强危重新生儿救治应急演练是提升基层危重新生儿救治能力的重要举措，为帮助各级医疗机构掌握组织开展危重新生儿救治应急演练方法，国家卫生健康委妇幼健康中心联合有关学术团体，组织编写了本书，结合临床常见的新生儿危急重症病例，提供了院内分娩新生儿复苏急救、院前分娩新生儿急救、母婴同室新生儿突发情况急救、新生儿休克急救、医院感染暴发急救、新生儿气胸和胸腔积液急救等多个场景案例的演练方案，细化了团队救治应急演练流程，为医疗机构开展危重新生儿急救团队演练，医学院校以及各类医疗机构新生儿救治岗前培训提供重要参考。

在本书编写过程中各位专家付出了大量心血，由衷感谢所有参与者的无私付出。我们也衷心希望本书能得到读者的认可和支持，成为推动我国新生儿医疗保健发展进步的重要力量。

许宗余
国家卫生健康委妇幼健康中心

国家卫生健康委妇幼健康中心
中国优生优育协会儿童保健工作委员会　组织编写
陕西省妇女健康促进会新生儿疾病专业委员会

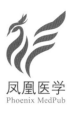

凤凰医学
Phoenix MedPub

# 危重新生儿急救团队演练方案

主　编◎李占魁　徐　韬

副主编◎于西萍　郭金珍

张　莉　吴晓宇

江苏凤凰科学技术出版社·南京

**图书在版编目（CIP）数据**

危重新生儿急救团队演练方案 / 李占魁，徐韬主编.
南京：江苏凤凰科学技术出版社，2024. 12. -- ISBN
978-7-5713-4819-9

Ⅰ . R722.105.97

中国国家版本馆 CIP 数据核字第 2024VB1763 号

## 危重新生儿急救团队演练方案

| | | |
|---|---|---|
| 主　　　编 | 李占魁　徐　韬 | |
| 责 任 编 辑 | 赵晶晶　杨　淮 | |
| 责 任 校 对 | 仲　敏 | |
| 责 任 监 制 | 刘文洋 | |
| 责 任 设 计 | 徐　慧 | |

| | |
|---|---|
| 出 版 发 行 | 江苏凤凰科学技术出版社 |
| 出版社地址 | 南京市湖南路 1 号 A 楼，邮编：210009 |
| 出版社网址 | http://www.pspress.cn |
| 照　　　排 | 南京新洲印刷有限公司 |
| 印　　　刷 | 南京新洲印刷有限公司 |

| | |
|---|---|
| 开　　　本 | 787 mm×1 092 mm　1/16 |
| 印　　　张 | 6.5 |
| 字　　　数 | 100 000 |
| 版　　　次 | 2024 年 12 月第 1 版 |
| 印　　　次 | 2024 年 12 月第 1 次印刷 |

| | |
|---|---|
| 标 准 书 号 | ISBN 978-7-5713-4819-9 |
| 定　　　价 | 60.00 元 |

图书如有印装质量问题，可随时向我社印务部调换。

# 编 委 会

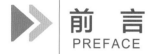

# 前 言
PREFACE

  《健康儿童行动提升计划（2021—2025 年）》中提出，到 2025 年覆盖城乡的儿童健康服务体系要更加完善，基层儿童健康服务网络进一步加强，儿童医疗保健服务能力明显增强，儿童健康水平进一步提高，新生儿死亡率、婴儿死亡率和 5 岁以下儿童死亡率分别控制在 3.1‰、5.2‰和 6.6‰以下。其"新生儿安全提升行动"中明确要求，各地应加强危重新生儿救治网络建设，完善省、市、县三级危重新生儿救治网络，健全上下联动、应对有序、运转高效的危重新生儿救治、会诊、转诊网络，开展危重新生儿救治网络建设质量评估，每个县域内均有 1 家符合质量评估要求标准化的危重新生儿救治中心；要提升新生儿医疗救治服务能力，每个危重新生儿救治中心每季度开展至少 1 次专项技能培训和快速反应团队急救演练，提升新生儿救治快速反应和处置能力；全面推广新生儿复苏技术，每个分娩现场均有 1 名经过培训的新生儿复苏专业人员。为落实《健康儿童行动提升计划（2021—2025 年）》有关要求，指导各地认真、规范开展新生儿救治快速反应团队应急演练，提升新生儿医疗救治服务能力，特制订本方案。

  本方案梳理了临床常见的新生儿急救场景，分为院内分娩新生儿复苏急救团队演练、院前分娩新生儿急救团队演练、母婴同室新生儿突发情况急救团队演练、新生儿休克急救团队演练、新生儿病区医院感染暴发应急预案演练、新生儿气胸急救团队演练和新生儿胸腔积液急救团队演练 7 章内容。每章明确了演练目的、规章制度、场景设置、技术要点，并提供 1~2 个演练案例。读者可以参照本方案制订更细化的演练方案，并结合自身医疗机构的实际情况，编制更有针对性的演练案例。

《危重新生儿急救团队演练方案》编委会

# 目 录
CONTENTS

# 第一章

# 院内分娩新生儿复苏急救团队演练

## 一、演练目的

新生儿死亡的主要原因包括早产/低出生体重、出生窒息、先天畸形和感染等。世界卫生组织指出，许多导致新生儿死亡的原因是可以通过简单实用、成本低廉的适宜技术来避免的，新生儿复苏技术就是其中之一。新生儿复苏是帮助和保障新生儿出生时平稳过渡的重要生命支持技术。自 2004 年以来，新生儿复苏项目在全国广泛开展，目标是确保每次分娩时至少有 1 名熟练掌握新生儿复苏技术的医护人员在场帮助新生儿实现呼吸的正常过渡。通过团队模拟演练将培训技能与真实的临床事件相关联，可以最大程度地锻炼临床急救中所需要掌握的技能。有效的团队合作与沟通是新生儿复苏过程中所必须掌握的技能。调查发现，团队合作与沟通不佳是导致新生儿分娩现场死亡最常见的原因。在复杂的复苏过程中，医护人员需要快速执行多项步骤，由于团队成员同时工作在一个狭小的空间内，可能导致工作混乱和无效率。即便每个人都有足够的知识和技能来进行成功的复苏，但是如果缺乏有效的合作，个人技术则不能合理发挥。通过新生儿复苏团队演练，可以检验医护人员的复苏技能掌握情况，训练团队在紧急情况下的配合和沟通能力，起到以练促训的目的。

## 二、规章制度

医院应建立完善的院内复苏工作组制度，负责日常复苏培训和临床工作的组织协调，也包括复苏团队急救演练的准备和实施等工作。除此之外，还应制定明确的新生儿复苏工作制度，确保复苏抢救遵循正确的流程。

### （一）院内复苏工作组制度

1. 院内复苏工作组由分管院领导为组长、相关科室主任为组员，负责促进院内科室间协作，加强院内新生儿复苏队伍的组织和培训，推动医院持续有效开展新生儿复苏工作。每年组织 2 次产、儿科合作的新生儿复苏培训，培训以模拟操作为主，强调复苏现场实际操作能力的提高。

2. 对产房、手术室新生儿复苏设备和药品每月至少检查 1 次，并填写《产房（手术室）新生儿复苏设备药品检查表》。

3. 负责促进和落实产、儿科合作制度的建立和运作，调动和组织人员参与新生儿复苏抢救工作，监督、指导参与复苏抢救的人员常规填写《新生儿复苏现场抢救记录表》。《新生儿复苏现场抢救记录表》原则上应于复苏抢救结束后立即填写。负责组织产、儿科相关人员对本机构发生的重度窒息和窒息死亡病例（15 日内完成）进行评审，填写《新生儿重度窒息（死亡）病例评审表》。

4. 医院行政管理部门负责为本机构内的新生儿复苏工作组提供人员、设备等各方面的支持和保障。将新生儿复苏工作纳入相关科室的工作考核指标。定期收集汇总各种工作表和登记表，及时掌握本机构的新生儿复苏工作情况。

### （二）新生儿复苏工作制度

1. 建立新生儿复苏培训与复训制度，每年对新员工、转科人员、进修人员开展 2 次培训，对产、儿科复苏团队人员每年复训 2 次。

2. 产房和手术室均应按产床 1∶1 比例配备新生儿复苏设备，设备必须专人负责，保持设备无损，处于功能状态。

3. 产房和手术室均应配备新生儿复苏抢救药品，药品必须专人负责，单独放置，并注明药品的名称、规格、数量、有效期，短缺时应及时补全。

4. 手术室、产房均应张贴新生儿复苏抢救流程图。

5. 产、儿科密切协作，新生儿娩出前做好各项准备工作，抢救过程中分工明确，有条不紊，抢救结束后将新生儿及时转诊和治疗。

6. 做好抢救现场记录工作，认真详实填写复苏现场记录表，记录抢救经过。

7. 严格执行新生儿转运程序。危重患儿转诊时应备转运车，由新生儿科医师护送，携带抢救设备和药品，并做好转诊记录。

8. 每次新生儿复苏抢救之后，复苏小组成员要及时总结在复苏准备、流程、决策和协作各方面的具体细节，不断改进和完善。在定期的围产讨论中，儿科医师应将转入儿科的新生儿情况及时反馈给产科。

9. 重度窒息新生儿和新生儿窒息死亡病例应及时进行讨论，总结经验教训，并做好讨论记录。

10. 产、儿科应加强合作。高危产妇分娩或手术前，新生儿科医师应参加产科的讨论。对有高危因素的产妇分娩，产科应负责告知产妇情况并通知新生儿科医师提前进入产房或手术室，现场等待分娩，参加新生儿复苏抢救。

11. 配有复苏抢救专用电话(包括一线医师和二线医师)，有专门负责复苏的新生儿科医师 24 小时值班，产科医护应熟知电话。应给新生儿复苏人员配备产房/手术室/急诊室门禁卡。新生儿复苏人员进入产房/手术室/急诊室，按医院感染控制要求穿防护衣，进行手卫生。

## 三、场景设置

设置模拟产房或手术室场景进行新生儿复苏培训和演练。参与复苏急救演练的人员有新生儿科医师、产科医师、助产士、麻醉医师、手术室护士，以及其他接触新生儿的科室医师及护士。可以设置不同的复苏案例，如产房阴道分娩或手术室剖宫产时的复苏等。新生儿复苏急救模拟练习既是一种学习方法，也是一种培训方法。在这个过程中，演练者沉浸在充满真实的视觉、听觉和触觉线索的环境中。演练者必须融合认知、操作和行为能力来应对时间紧迫的压力。演练后有机会反思自己的表现，从中获得复苏的综合能力和复苏团队的默契配合能力。

复苏演练需准备的物品包括：新生儿复苏模拟人、辐射保暖台、医用手套、毛巾、肩垫、吸引球或吸管、低压吸引器（80～100 mmHg）、胎粪吸引管、听诊器、脉搏氧饱和度监测仪、3-导联心电监测仪、面罩、氧气管、复苏气囊（检查气囊：气流、压力、减压阀等）、T-组合复苏器、空氧混合仪、喉镜（0，1号镜片）、气管导管（2.5 mm，3.0 mm，3.5 mm）、金属导芯；生理盐水（配20 mL、50 mL注射器）、肾上腺素（浓度1∶1 000配成1∶10 000；1 mL、5 mL、10 mL注射器）、脐静脉导管、三通、脐静脉穿刺包、套管针、计时器等。

## 四、技术要点

### （一）人员能力要求

1. 认知能力　应深入学习和解读《中国新生儿复苏指南（2021年修订）》，熟练掌握新生儿复苏流程，熟练掌握复苏前准备的程序和内容，熟练掌握复苏各步骤之间的评价指标，正压通气、胸外按压、气管插管和用药指征，以及药物使用途径和剂量等。

2. 操作能力　熟练掌握初步复苏、正压通气及矫正通气步骤、气管插管、胸外按压、脐静脉置管、给药等相关操作技能。

3. 行为能力　① 了解和熟悉环境；② 预判问题，并做计划；③ 确定领导角色；④ 有效的沟通及闭环交流；⑤ 明确任务分工和授权；⑥ 合理地分配注意力；⑦ 使用所有可以获取的信息；⑧ 利用一切可用的资源；⑨ 意识到局限性，及早请求帮助；⑩ 保持专业行为，特别强调团队的默契配合和交流能力。

## （二）操作技能要点（表 1-1）

表 1-1 新生儿复苏操作技术要点

| | 操作步骤 | 详细内容 |
|---|---|---|
| 复苏准备 | 1. 产、儿科合作情况 | 高危产妇分娩前进行产、儿科会诊。在已知是高危分娩的情况下提前通知新生儿科医师到达分娩现场 |
| | 2. 采集孕史 | 孕周？羊水清？几个胎儿？有哪些高危因素？ |
| | 3. 检查复苏抢救设备 | 辐射台、气管插管、听诊器、氧气设备、脉搏氧饱和度仪、心电检测仪、气囊面罩、药品等 |
| | 4. 讨论复苏计划分配成员任务 | 根据高危因素制订复苏预案<br>复苏全程使用 NRP 关键行为技能，提高小组配合与沟通 |
| 复苏过程 | 1. 完成快速评估 | 询问 4 个问题：足月吗？羊水清吗？肌张力好吗？哭声或呼吸好吗？ |
| | 2. （必要时）胎粪吸引 | 羊水胎粪污染时评估有无活力。无活力时立即进行气管插管吸引胎粪。（在 20 秒内完成气管插管，连接胎粪吸引管，边吸边退 3~5 秒） |
| | 3. 进行初步复苏 | 保暖，摆正体位，必要时吸引口鼻，擦干全身，拿走湿巾，适当刺激。（轻拍/弹足底，轻轻抚摸背部） |
| | 4. 评估呼吸和心率 | 听诊心率<100 次/分，呼吸暂停或喘气样呼吸 |
| | 5. 进行正压通气（PPV） | 面罩正压通气方法正确：面罩大小合适、面罩与面颊密闭、压力（PIP 20~25 cmH$_2$O）、氧气浓度（21%~30%）、频率 40~60 次/分、通气者大声计数（1-2-3）。脉搏氧饱和度仪连接于新生儿右手掌或手腕 |
| | 6. 评估通气的有效性 | 在开始的几次 PPV 中，观察有无胸廓起伏和双侧呼吸音 |
| | 7. 矫正通气步骤（MR-SOPA） | 教员决定需要做哪些矫正步骤<br>调整面罩和重新摆正体位<br>吸引口鼻并轻微张口<br>逐渐增加压力（不能超过 40 cmH$_2$O）<br>指出需要改变气道通气方式：气管插管或喉罩气道 |
| | 8. 进行 30 秒有效 PPV | 可听到双侧呼吸音，看到胸廓起伏 |
| | 9. 评估心率、呼吸和氧饱和度 | 心率<60 次/分时，呼吸暂停，脉搏氧饱和度仪可能不工作 |
| | 10. 进行气管插管，评估导管位置 | 在开始胸外按压之前应进行气管插管（30 秒内完成）<br>导管位置正确：通气时胸廓有起伏，双侧呼吸音相等，呼气时导管内有雾气 |
| | 11. 进行胸外按压，与 PPV 配合 | 首选拇指法，按压位置胸骨下 1/3，按压深度胸廓前后径 1/3，按压与通气比例 3∶1，按压者与通气者在新生儿头侧，胸外按压者大声计数：1-2-3-吸，配合默契。氧浓度增加至 100%，使用 3-导联心电监测 |

（续表）

| 操作步骤 | 详细内容 |
|---|---|
| 12. 寻求额外帮助 | 复杂案例可能需要更多的帮助。准备脐静脉置管 |
| 13. 经过 60 秒的胸外按压，评估心率、呼吸和氧饱和度 | 心率<60 次/分，呼吸暂停，脉搏氧饱和度仪可能尚未显示数据 |
| 14. 插入脐静脉导管 | 在 11 点位置找到脐静脉，插入充满生理盐水的脐静脉导管 2~4 cm，边插边回抽注射器，见到回血停止，固定脐静脉导管。注射器推入 1：10 000 肾上腺素，如果脐静脉置管较慢，可考虑气管内给肾上腺素 0.5~1 mL/kg，气管内给药后需要 1 分钟或更长时间才能见效 |
| 15. 静脉给予肾上腺素 | 1：10 000 肾上腺素脐静脉快速给药 0.1~0.3 mL/kg，用 1~2 mL 生理盐水冲洗脐静脉导管。可重复给药，两剂药间隔 3~5 分钟 |
| 16. 经过 60 秒的胸外按压，评估心率、呼吸和氧饱和度 | 心率>60 次/分，喘息样呼吸，脉搏氧饱和度仪工作正常 |
| 17. 停止胸外按压，继续进行正压通气，频率 40~60 次/分 | 如果心率≥60 次/分，则停止胸外按压。每隔 30 秒重新评估 |
| 18. （可选）特殊情况处理。按照案例，提示需要进行扩容（指征、剂量、途径、频率），或者气胸穿刺 | 危险因素：前置胎盘或脐带失血。药物：生理盐水。剂量：10 mL/kg。途径：脐静脉。速率：慢推，大于 5~10 分钟<br>危险因素：宫内缺氧，羊水污染。气胸的判断：双侧呼吸音不对称，透光试验阳性。穿刺点选择：腋前线第 4 肋间或者锁骨中线第 2 肋间 |
| 19. （可选）早产儿复苏额外准备情况 | T-组合设置 PIP（20~25 cmH$_2$O）、PEEP（5~6 cmH$_2$O），复苏早产儿额外保暖措施（提升室温，用保鲜膜、化学加热垫），空氧混合仪 |
| 20. 每隔 30 秒继续评估心率、呼吸和氧饱和度，准备结束复苏 | 根据氧饱和度测定和新生儿胎龄，调整给氧浓度，继续 PPV 直到心率>100 次/分，减缓 PPV 的频率和压力，观察自主呼吸出现。自主呼吸良好，心率>100 次/分，氧饱和度稳定，结束复苏 |
| 1. 复苏后医患沟通 | 医师告知家长复苏情况 |
| 2. 新生儿转运 | 儿科医师携带转运设备将新生儿转运至治疗单元 |
| 3. 复苏后护理 | 持续评估心率、呼吸、氧饱和度。可提供持续保暖和持续供氧（鼻导管/CPAP） |
| 4. 复苏后团队自我反馈 | 总结在本次复苏的准备、决策、分工、配合、沟通和技能等方面的优劣和需改进之处。 |

左侧竖排："复苏过程"（对应步骤12~20）、"复苏后管理"（对应步骤1~4）

缩写：NRP，新生儿复苏教程；PIP，吸气峰压；PEEP，呼气末正压；CPAP，持续正压气道通气

## （三）中国新生儿复苏流程图（图1-1）

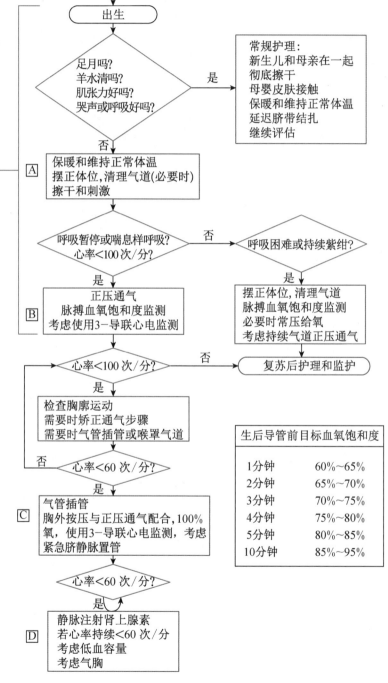

图1-1 中国新生儿复苏流程图（2021年）

## （四）新生儿复苏现场抢救记录表

医院名称_____ 病例号_____ 填表人_____ 填表时间____年____月____日
孕周_____ 母亲姓名_____ 新生儿体重_____kg

| 1. 快速评估(新生儿出生时立即评估) | | 2. 若羊水胎粪污染，进行有无活力评估 | |
|---|---|---|---|
| 项目 | √是，    ×否 | 项目 | √是，×否，○未评 |
| 足月 | | | |
| 羊水清 | | 正常呼吸或哭声好 | |
| 肌张力好 | | 肌张力好 | |
| 呼吸或哭声好 | | 心率>100次/分 | |

3. 评估指标

| 措　　施 | 呼吸(√) | | | 心率(次/分) | 氧饱和度（%） |
|---|---|---|---|---|---|
| | 正常 | 差 | 无 | | |
| 初步复苏30秒后 | | | | | |
| 正压通气30秒后 | | | | | |
| 正压通气加胸外按压60秒后 | | | | | |
| 使用肾上腺素后评估 | | | | | |
| 使用生理盐水后评估 | | | | | |
| 实施其他重要措施后的评估（注明） | | | | | |

4. 复苏抢救措施及时间

| 措施 | 出生~30秒 | 31~60秒 | 61秒~2分钟 | 2~3分钟 | 3~5分钟 | 5~10分钟 | 10~20分钟 |
|---|---|---|---|---|---|---|---|
| 常压给氧 | | | | | | | |
| 初步复苏步骤 | | | | | | | |
| 气管插管吸引胎粪 | | | | | | | |
| 正压通气 | | | | | | | |
| 气管插管 | | | | | | | |
| 胸外按压 | | | | | | | |
| 肾上腺素 | | | | | | | |
| 生理盐水 | | | | | | | |
| 其他措施（注明） | | | | | | | |

（续表）

5. Apgar 评分

| 体征 | 0 | 1 | 2 | 1分钟 | 5分钟 | 10分钟 | 20分钟 |
|---|---|---|---|---|---|---|---|
| 心　率 | 无 | <100 次/分 | >100 次/分 | | | | |
| 呼　吸 | 无 | 微弱，不规则 | 良好，哭 | | | | |
| 肌张力 | 松软 | 有些弯曲 | 动作灵活 | | | | |
| 反　应 | 无反应 | 痛苦表情 | 哭，反应灵敏 | | | | |
| 肤　色 | | 发绀或苍白　四肢青紫 | 全身红润 | | | | |
| 总　分 | | | | | | | |

6. 出生时间　点　分；复苏开始时间　点　分；复苏结束时间　点　分

7. 儿科医师到达复苏现场时间距离分娩前　　　分钟，或分娩后　　　分钟

8. 主要复苏人员：①产科医师　②儿科医师　③助产士/护士　④麻醉医师

9. 抢救结局：①成功　②失败，现场死亡　③家属放弃　④转新生儿病房（或转诊）

## （五）新生儿重度窒息（死亡）病例评审表

填表人姓名：_____    联系方式：_____

医院等级：_____    病历号：产科_____ 儿科_____

一、母亲妊娠与分娩情况

1. 母亲年龄：_____周岁

2. 本次分娩为____胎，第____产

3. 既往自然流产____次，人工流产____次

4. 既往死胎、死产次数____次，引产____次

5. 既往早产_____次

6. 既往先天畸形：①无　②有，畸形名称_____

7. 既往遗传代谢病：①无　②有，疾病名称_____

8. 本次妊娠是否做了完整的产前检查？①是　②否

9. 本次妊娠期间有无并发症/合并症？①无　②有，疾病名称_____

10. 分娩方式：①阴道　②剖宫产　③产钳、吸引器、臀牵引　④其他_____

11. 宫内窘迫：①无　②有，请说明_____

（1）胎心_____，频率_____，时间_____

（2）重度宫内窘迫（胎心>180次/分或<100次/分）

（3）胎心监护：①晚期减速　②变异减速　③减速无变异

12. 胎膜早破：①无　②有　时间____

13. 胎盘异常：①无　②有　请说明：_____

14. 脐带异常：①无　②有　请说明：_____

15. 第一产程____小时，第二产程____小时

二、新生儿出生情况

1. 出生时间：_____

2. 性别：_____

3. 孕周：_____周

4. 出生体重：①已测____g　②估计____g　③未测

5. 出生胎数：①单胎　②双胎　③三胎或以上

6. 新生儿有无体表畸形？

三、复苏抢救转归

1. 是否出现以下窒息合并症？

（1）缺氧缺血性脑病（HIE）：①无　②有（分度＿＿＿）

（2）胎粪吸入综合征（MAS）：①无　②有

（3）新生儿持续肺动脉高压（PPHN）：①无　②有

（4）缺氧性心肌损害：①无　②有

（5）胃肠道损害：①无　②有

（6）肾脏损害：①无　②有

（7）其他：请说明＿＿＿＿＿

2. 转归

（1）好转出院

（2）7天内死亡：①＜24小时　②24~48小时　③48~72小时　④＞72小时

（3）7天以上死亡

（4）家属放弃

3. 复苏人员：①产科医师　②儿科医师　③助产士/护士　④麻醉医师

4. 住院天数：＿＿＿＿天

5. 出院是否随访：①否　②是　随访时间：＿＿＿＿＿＿＿＿＿＿

6. 随访情况：①良好　②窒息后并发症＿＿＿＿＿＿＿＿＿＿　③28天内死亡

三、评审小结

1. 评价抢救过程中采取的措施是否合理，时间是否恰当，说明理由。




2. 综合评定本次抢救的经验教训：

## 五、演练案例

案例一：40^{+5} 周足月妊娠，母亲胎膜早破 20 小时，胎心监测严重变异减速，羊水III度污染，婴儿出生后无自主呼吸，发绀，四肢肌张力松软，进行初步复苏、胎粪吸引后，婴儿呼吸为喘气样，心率慢，还需要正压通气、胸外按压、脐静脉用药。给予肾上腺素后，心率无改善，观察到左侧胸廓轻微隆起，考虑有特殊情况气胸出现。具备空氧混合仪调整给氧浓度。

案例一新生儿复苏急救演练评分见表 1-2。

表 1-2　新生儿复苏急救演练评分表（案例一）

| 项目 | 考核技能要点 | 学员询问及判断/操作 | 考官回答 | 正确操作 | 评分（100分） |
|---|---|---|---|---|---|
| 复苏前准备 | 1. 产、儿科合作情况 | 学员知晓复苏是产、儿科的共同工作 | — | 高危产妇分娩前进行了产、儿科会诊。在已知是高危分娩的情况下，提前通知新生儿科医师到达分娩现场 | 2 |
| | 2. 采集孕史 | 学员询问：孕周？羊水清吗？几个胎儿？有哪些高危因素？ | 40^{+5} 周，羊水污染，一个胎儿，母亲胎膜早破，胎心监护异常 | 采集孕史的目的是制订有深度的复苏计划 | 2 |
| | 3. 检查复苏抢救设备 | 学员逐一检查保暖设备，清理气道设备，通气设备，监测心率氧饱设备。脐静脉置管包，穿刺套管针10-20-50 mL注射器，药品 | — | 室温 24~26℃，箱温 32~34℃，新生儿腋下体温应维持在 36.5~37.5℃。氧气流量 10 L/min，负压吸引 80~100 mmHg，复苏气囊减压阀正常，喉镜（足月儿镜片）灯泡亮 | 2 |
| | 4. 讨论复苏计划分配小组成员任务 | 学员做复苏计划：足月，母亲胎膜早破，胎心监护异常，羊水污染，宫内缺氧，新生儿可能出现较严重的呼吸抑制，需要气管插管 | — | 复苏全程使用 NRP 关键行为技能，提高小组配合与沟通。儿科医师承担领导角色<br>A 儿科医师负责通气和气管插管<br>B 产科医师负责胸外按压 | 4 |

（续表）

| 项目 | 考核技能要点 | 学员询问及判断/操作 | 考官回答 | 正确操作 | 评分（100分） |
|---|---|---|---|---|---|
| 复苏前准备 | | 娴熟人员，全方位ABCD复苏。组成4人复苏团队 | | C 助产士负责给药<br>D 巡回护士负责记录和评估<br>E 如果需要脐静脉置管或者处理特殊情况，及早呼叫其他备用复苏人员到场 | |
| 复苏过程 | 1. 完成快速评估 | 学员询问4个问题：足月吗？羊水清吗？肌张力好吗？哭声或呼吸好吗？ | 40$^{+5}$周，羊水污染，肌张力低，喘息样呼吸 | 4个问题，只要任何一个问题是否定的，就开始初步复苏 | 4 |
| | 2. 进行初步复苏 | 学员判断做初步复苏（A）步骤 | — | 保暖（用预热的浴巾接婴儿，放置在辐射台上），摆正体位（轻度仰伸位），立即评估有无活力，准备气管插管抽吸胎粪　清理完气道，擦干全身，拿走湿巾。适当刺激（轻拍/弹足底，轻轻抚摸背部） | 4 |
| | 3. 胎粪吸引 | 学员需要判断新生儿有无活力。询问心率？呼吸？肌张力？胎粪吸引 | 心率50次/分，呼吸暂停，肌张力低 | 无活力：心率<100次/分，或呼吸暂停，或肌张力低。无活力时立即进行气管插管吸引胎粪。（气管插管20秒完成，接胎粪吸引管，边吸边退3~5秒） | 4 |
| | 4. 评估呼吸和心率 | 学员询问：呼吸？心率？ | 呼吸暂停，心率50次/分 | 听诊心前区或触脐动脉搏动，观察有无自主呼吸 | 4 |
| | 5. 进行正压通气（PPV） | 学员判断进行通气（B）步骤（通气最关键） | — | 面罩正压通气方法正确：足月儿面罩、面罩与面颊密闭、PIP 25 cmH$_2$O、氧气浓度21%、频率40~60次/分、通气者大声计数（1-2-3）。脉搏氧饱和度仪连接于新生儿右手掌或手腕 | 4 |

（续表）

| 项目 | 考核技能要点 | 学员询问及判断/操作 | 考官回答 | 正确操作 | 评分（100分） |
|---|---|---|---|---|---|
| 复苏过程 | 6. 在开始的5~10次呼吸过程中，评估胸廓起伏和双侧呼吸音 | 观察胸廓起伏 | PPV后仍无胸廓起伏 | 观察胸廓起伏，听诊双侧呼吸音 | 4 |
| | 7. 矫正通气步骤（MR-SOPA） | 学员正确的判断是：正压通气无效，矫正通气步骤 | — | 教员决定需要做哪些矫正步骤<br>M调整面罩和R重新摆正体位<br>S吸引口鼻并O轻微张口逐渐P增加压力（不能超过40 cmH₂O）<br>指出需要A改变气道通气方式，插入气管插管或喉罩气道 | 4 |
| | 8. 需要评估胸廓起伏和双侧呼吸音，进行30秒的有效PPV | 看到胸廓起伏，可听到双侧呼吸音。进行30秒的有效PPV | — | 可听到双侧呼吸音，看到胸廓起伏 | 4 |
| | 9. 评估心率、呼吸和氧饱和度 | 询问心率？呼吸？氧饱和度？ | 心率50次/分，喘息样呼吸，氧饱和度40% | 心率<60次/分时，呼吸暂停，脉搏氧饱和度仪可能不工作 | 4 |
| | 10. 进行气管插管，评估导管位置 | 学员判断：需要气管插管，准备胸外按压。检查气管导管位置 | — | 推荐在开始胸外按压之前进行气管插管（30秒内完成）<br>进行气管插管，操作步骤：<br>1. 摆正鼻吸气的体位，给新生儿吸常压氧<br>2. 左手持喉镜，镜片顶端放到会厌软骨谷，采用一提一压手法暴露声门<br>3. 右手持气管导管，插入气管中点（体重法或NTL法），连接气囊，检查插管位置正确 | 4 |

（续表）

| 项目 | 考核技能要点 | 学员询问及判断/操作 | 考官回答 | 正确操作 | 评分（100分） |
|---|---|---|---|---|---|
| | | | | 4. 空氧混合仪给氧浓度调至100%<br>导管位置正确：通气时胸廓有起伏，双侧呼吸音相等，呼气时导管内有雾气 | |
| | 11. 进行胸外按压与PPV配合 | 学员判断：进行胸外按压C步骤 | | 首选拇指法，按压位置胸骨下1/3，按压深度胸廓前后径1/3，按压与通气比例3∶1，按压者与通气者在新生儿头侧，胸外按压者大声计数：1-2-3-吸，配合默契。氧浓度增加至100%，使用3-导联心电监测 | 4 |
| 复苏过程 | 12. 寻求额外帮助 | 助产士准备脐静脉置管和药品，及时呼叫，寻求额外人员帮助 | | 复杂案例可能需要更多的人员和帮助 | 4 |
| | 13. 经过60秒的胸外按压，评估心率、呼吸和氧饱和度 | 学员经过60秒胸外按压与通气配合，询问：心率？呼吸？氧饱和度？ | 心率40次/分，喘息样呼吸，氧饱和度无显示 | 心率<60次/分，呼吸暂停，脉搏氧饱和度仪可能不工作 | 4 |
| | 14. 插入脐静脉导管(在建立脐静脉通道之前，可考虑气管导管给予肾上腺素) | 脐静脉置管 | | 操作过程：连接脐静脉导管和三通，充满生理盐水，消毒脐带，脐根部打松结，距离脐根部2 cm切断，11点位置找到脐静脉(壁薄腔大)，插入脐静脉导管2~4 cm(边插入边回抽，见到回血停止，固定脐静脉导管)。如果脐静脉置管缓慢，可考虑气管内给药1∶10 000肾上腺素0.5~1 mL/kg，气管内给药后需要1分钟或更长的时间才能见到效果 | 4 |

（续表）

| 项目 | 考核技能要点 | 学员询问及判断/操作 | 考官回答 | 正确操作 | 评分（100分） |
|---|---|---|---|---|---|
| 复苏过程 | 15. 静脉给予肾上腺素 | 学员判断：进行用药D步骤<br>脐静脉置管完成，首选脐静脉给药 | — | 1∶10 000肾上腺素脐静脉给药0.1～0.3 mL/kg，用1～2 mL生理盐水冲脐静脉导管。快给。可重复给药，两剂药间隔3～5分钟 | 4 |
| | 16. 经过60秒的胸外按压，评估心率、呼吸和氧饱和度 | 给药过程中，胸外按压和通气配合仍在持续进行中，60秒后，询问心率？氧饱和度？ | 心率仍<60次/分<br>氧饱和度65%（出生后5分钟） | 考虑是否有特殊情况出现<br>处理特殊情况的过程中，胸外按压和通气配合仍在持续进行中 | 4 |
| | 17. （可选）特殊情况处理。按照案例，提示出现气胸 | 给予肾上腺素后，心率无改善，考虑特殊情况<br>学员询问：双侧呼吸音是否相等？快速透光试验如何？<br>气胸特殊处理 | 右侧呼吸音未闻及，右侧透光试验阳性 | 危险因素：羊水Ⅲ度污染。存在右侧气胸。穿刺点位于腋前线第4肋间或锁骨中线第2肋间。穿刺部位无菌操作，铺巾，消毒用18/20号套管针沿肋骨上缘插入，抽出气体80 mL | 4 |
| | 18. 停止胸外按压，继续进行正压通气，频率40～60次/分 | 处理特殊情况的过程中，胸外按压和通气配合仍在持续进行中，60秒后，询问心率？氧饱和度？<br>继续通气 | 心率80次/分，氧饱和度80% | 心率≥60次/分，停止按压，继续通气，频率恢复至40～60次/分<br>氧饱和度监测仪工作正常。根据氧饱和度监测仪显示，适当降低氧浓度至50% | 4 |
| | 19. （可选）早产儿复苏额外准备情况 | 早产儿复苏需要额外保暖<br>动作要轻柔<br>用氧浓度要控制 | | T-组合设置PIP（20～25 cmH₂O）、PEEP（5～6 cm H₂O），复苏早产儿额外保暖措施（提高室温，用保鲜膜、化学加热垫）。用氧浓度控制在21%～30%。早产儿复苏人员需要掌握全程NRP关键行为技能，动作轻柔 | 4 |

（续表）

| 项目 | 考核技能要点 | 学员询问及判断/操作 | 考官回答 | 正确操作 | 评分（100分） |
|---|---|---|---|---|---|
| 复苏过程 | 20. 每隔30秒继续评估心率、呼吸和氧饱和度，准备结束复苏 | 通过 ABCD 复苏策略，心率>100 次/分，观察自主呼吸情况。询问：有自主呼吸吗？心率仍>100 次/分？准备停止复苏 | 有自主呼吸，心率 120 次/分，氧饱和度 90% | 根据氧饱和度测定和新生儿胎龄，调整给氧浓度，继续 PPV 直到心率>100 次/分，减缓加压给氧的频率和压力，观察自主呼吸出现。自主呼吸良好，心率>100 次/分，氧饱和度稳定在正常范围内，结束复苏 | 4 |
| 复苏后管理 | 1. 复苏后医患沟通 | 医患沟通 | | 医师告知家长复苏情况 | 2 |
| | 2. 新生儿转运 | 转运 | | 儿科医师携带转运设备将婴儿转运至治疗单元 | 2 |
| | 3. 复苏后护理 | 复苏后持续监护 | | 持续评估心率、呼吸、氧饱和度。可提供持续保暖和持续供氧（鼻导管/CPAP） | 2 |
| | 4. 复苏后团队自我反馈 | 参与式反馈 | | 总结在本次复苏的准备、决策、分工、配合、沟通和技能等方面的优劣和需改进之处 | 4 |

案例二：产妇 28⁺⁶ 周，孕 1 产 0，重度子痫前期，胎盘早剥大出血，目前出血量已经达到 450 mL，婴儿出生体重评估不足 1 000 g。预计会出现复杂的复苏过程，需要 ABCD 技术，以及特殊情况处理，如扩容。复苏后如果婴儿有呻吟，吸气性凹陷，需 CPAP 转运。具备 T‑组合复苏器。产妇即将在手术室进行剖宫产，呼叫新生儿复苏人员到手术室准备复苏。

案例二新生儿复苏急救演练评分见表 1–3。

**表 1–3　新生儿复苏急救演练评分表（案例二）**

| 项目 | 考核技能要点 | 学员询问及判断/操作 | 考官回答 | 正确操作 | 评分（100 分） |
|---|---|---|---|---|---|
| 复苏前准备 | 1. 产、儿科合作情况 | 学员知晓复苏是产、儿科的共同工作 | — | 高危产妇分娩前进行了产、儿科会诊。在已知是高危分娩的情况下提前通知新生儿科医师到达分娩现场 | 2 |
| | 2. 采集孕史 | 学员询问：孕周? 羊水清吗? 几个胎儿? 有哪些高危因素? | 28⁺⁶ 周，血性羊水，一个胎儿，母亲妊高症(重度)，胎盘早剥 | 采集孕史的目的是制订有深度的复苏计划 | 2 |
| | 3. 检查复苏，抢救设备 | 学员逐一检查保暖设备，准备塑料薄膜，清理气道设备，通气设备，监测心率氧饱设备。脐静脉置管包，药品 | — | 室温25℃，辐射保暖台温度34℃，氧气流量 10 L/min，负压吸引器 80~100 mmHg，T‑组合设置 PIP 20 cmH₂O、PEEP 5~6 cmH₂O，调节空氧混合器使氧浓度为 30%，喉镜(早产儿 0/00 镜片)灯泡亮 | 2 |
| | 4. 讨论复苏计划，分配小组成员任务 | 学员做复苏计划：早产儿，母亲重度子痫前期，胎盘早剥，大出血，新生儿可能出现较严重的呼吸抑制，需要额外保暖措施，需 | — | 在复苏全程使用 NRP 关键行为技能提高小组配合与沟通。儿科医师承担领导角色 A 儿科医师负责通气和气管插管 B 产科医师负责胸外按压 | 4 |

（续表）

| 项目 | 考核技能要点 | 学员询问及判断/操作 | 考官回答 | 正确操作 | 评分（100分） |
|---|---|---|---|---|---|
| 复苏前准备 | | 要气管插管技术娴熟人员，估计需要扩容。组成4人复苏团队 | | C 助产士负责置管给药<br>D 巡回护士负责记录和评估<br>E 如果需要脐静脉置管或者处理特殊情况，及早呼叫其他备用复苏人员到场 | |
| 复苏过程 | 1. 完成快速评估 | 询问4个问题：足月吗？羊水清吗？肌张力好吗？哭声或呼吸好吗？ | $28^{+6}$周，血性羊水，肌张力低，呼吸暂停 | 4个问题，只要任何一个问题是否定的，就开始初步复苏 | 4 |
| | 2. 进行初步复苏 | 学员判断做初步复苏（A）步骤<br>早产儿需要额外保暖措施 | | 保暖（用预热的浴巾接婴儿，放置在辐射台上）。用塑料薄膜覆盖躯干。摆正体位（轻度仰伸位）。必要时口咽部清理分泌物。适当刺激（轻拍/弹足底，轻轻抚摸背部） | 4 |
| | 3. 胎粪吸引（可选） | 学员需要判断新生儿有无活力。询问：心率？呼吸？肌张力？胎粪吸引 | 心率50次/分，呼吸暂停，肌张力低 | 无活力：心率<100次/分，或呼吸暂停，或肌张力低。无活力时立即进行气管插管吸引胎粪。（气管插管20秒完成，接胎粪吸引管，边吸边退3~5秒） | 4 |
| | 4. 评估呼吸和心率 | 学员询问：呼吸？心率？ | 呼吸暂停，心率50次/分 | 听诊心尖区或触脐动脉搏动<br>观察有无自主呼吸 | 4 |
| | 5. 进行正压通气（PPV） | 学员判断进行通气（B）步骤（通气最关键） | | 面罩正压通气方法正确：早产儿面罩，面罩与面颊密闭，T-组合设置PIP 20 cmH$_2$O、PEEP 5~6 cmH$_2$O、氧气浓度30%、频率40~60次/分、通气者大声计数（1-2-3）。脉搏氧饱和度仪连接于新生儿右手掌或手腕 | 4 |

（续表）

| 项目 | 考核技能要点 | 学员询问及判断/操作 | 考官回答 | 正确操作 | 评分（100分） |
|---|---|---|---|---|---|
| 复苏过程 | 6. 在开始的5~10次呼吸过程中，评估胸廓起伏和双侧呼吸音 | 观察胸廓起伏 | PPV后仍无胸廓起伏 | 观察胸廓起伏，听诊双侧呼吸音 | 4 |
| | 7. 矫正通气步骤（MRSOPA） | 学员正确的判断是：正压通气无效，矫正通气步骤 | — | 教员决定需要做哪些矫正步骤<br>M调整面罩和R重新摆正体位<br>S吸引口鼻并O轻微张口<br>逐渐P增加压力（不能超过40 cmH$_2$O）<br>指出需要A改变气道通气方式，插入气管插管和喉罩气道 | 4 |
| | 8. 需要评估胸廓起伏和双侧呼吸音，进行30秒的有效PPV | 看到胸廓起伏，可听到双侧呼吸音。进行30秒的有效PPV | — | 可听到双侧呼吸音，看到胸廓起伏 | 4 |
| | 9. 评估心率、呼吸和氧饱和度 | 学员询问心率？呼吸？氧饱和度？ | 心率50次/分，喘息样呼吸，氧饱和度40% | 心率<60次/分时，呼吸暂停，脉搏氧饱和度仪可能不工作 | 4 |
| | 10. 进行气管插管，评估导管位置 | 学员判断：需要气管插管，准备胸外按压，检查导管位置 | | 推荐在开始胸外按压之前进行气管插管（30秒内完成）<br>进行气管插管，操作步骤：<br>1. 摆正鼻吸气的体位，给新生儿吸常压氧<br>2. 左手持喉镜，镜片顶端放到会厌软骨谷，采用一提一压手法暴露声门<br>3. 右手持气管导管，插入气管中点（体重法或NTL法），连接气囊，检查插 | 4 |

（续表）

| 项目 | 考核技能要点 | 学员询问及判断/操作 | 考官回答 | 正确操作 | 评分（100分） |
|---|---|---|---|---|---|
| 复苏过程 | | | | 管位置正确<br>4. 空氧混合仪给氧浓度调至100%<br>导管位置正确：通气时胸廓有起伏，双侧呼吸音相等，呼气时导管内有雾气 | |
| | 11. 进行胸外按压与PPV配合 | 学员判断：进行胸外按压C步骤 | — | 首选拇指法，按压位置胸骨下1/3，按压深度胸廓前后径1/3，按压与通气比例3∶1，按压者与通气者在新生儿头侧，胸外按压者大声计数：1-2-3-吸，配合默契。氧浓度增加至100%，使用3-导联心电监测 | 4 |
| | 12. 寻求额外帮助 | 助产士准备脐静脉置管和药品，及早呼叫，寻求额外人员帮助 | — | 复杂案例可能需要更多的人员和帮助 | 4 |
| | 13. 经过60秒的胸外按压，评估心率、呼吸和氧饱和度 | 学员经过60秒胸外按压与通气配合，询问心率？呼吸？氧饱和度？ | 心率40次/分，喘息样呼吸，氧饱和度无显示 | 心率<60次/分，呼吸暂停，脉搏氧饱和度仪可能不工作 | 4 |
| | 14. 插入脐静脉导管（在建立脐静脉通道之前，可考虑气管导管给予肾上腺素） | 脐静脉置管 | — | 操作过程：连接脐静脉导管和三通，充满生理盐水，消毒脐带，脐根部打松结，距离脐根部2 cm切断，在11点位置找到脐静脉（壁薄腔大），插入脐静脉导管2~4 cm（边插入边回抽，见到回血停止，固定脐静脉导管）。如果脐静脉置管缓慢，可考虑气管内给药1∶10 000肾上腺素0.5~1 mL/kg，气 | 4 |

（续表）

| 项目 | 考核技能要点 | 学员询问及判断/操作 | 考官回答 | 正确操作 | 评分（100分） |
|---|---|---|---|---|---|
| | | | | 管内给药后需要1分钟或更长的时间才能见到效果 | |
| 复苏过程 | 15. 静脉给予肾上腺素 | 学员判断：进行用药D步骤<br>脐静脉置管完成，首选脐静脉给药 | — | 1：10 000肾上腺素脐静脉给药0.1~0.3 mL/kg，用1~2 mL生理盐水冲脐静脉导管。快给。可重复给药，两剂药间隔3~5分钟 | 4 |
| | 16. 经过60秒的胸外按压，评估心率、呼吸和氧饱和度 | 给药过程中，胸外按压和通气配合仍在持续进行中，60秒后，询问心率？氧饱和度？ | 心率80次/分，氧饱和度80%（出生后5分钟） | 心率≥60次/分，停止胸外按压 | 4 |
| | 17. 停止胸外按压，继续进行正压通气，频率40~60次/分 | 恢复通气频率至40~60次/分<br>调节空氧混合仪的氧气浓度 | — | 氧饱和度监测仪工作正常。根据氧饱和度监测仪显示，适当降低氧浓度至50% | 4 |
| | 18. （可选）特殊情况处理。按照案例，提示需要进行扩容 | 给予肾上腺素后，心率无改善，考虑特殊情况<br>学员询问：皮肤颜色？股动脉搏动？毛细血管充盈时间？扩容（指征，剂量，途径，频率） | 皮肤苍白，股动脉搏动弱，毛细血管充盈时间>3秒 | 危险因素：重度子痫前期，前置胎盘大出血，存在低血量休克。药物：生理盐水。剂量：10 mL/kg。途径：脐静脉。速率：慢给，大于5~10分钟 | 4 |
| | 19. 早产儿复苏额外准备情况 | 早产儿复苏，需要额外保暖<br>动作要轻柔<br>用氧浓度要控制 | — | T-组合设置PIP（20~25 cmH$_2$O）、PEEP（5~6 cmH$_2$O），复苏早产儿额外保暖措施（提高室温，用保鲜膜、化学加热垫）。用氧浓度控制。早产儿复苏人员需要掌握全程NRP关键行为技能，动作轻柔 | 4 |

（续表）

| 项目 | 考核技能要点 | 学员询问及判断/操作 | 考官回答 | 正确操作 | 评分（100分） |
|---|---|---|---|---|---|
| 复苏过程 | 20. 每隔 30 秒继续评估心率、呼吸和氧饱和度，准备结束复苏 | 通过 ABCD 复苏策略，心率＞100 次/分，观察自主呼吸情况。询问：有自主呼吸吗？心率仍＞100 次/分？氧饱和度多少？准备停止复苏 | 有自主呼吸，心率 120 次/分，氧饱和度 90%。 | 根据氧饱和度测定和新生儿胎龄，调整给氧浓度，继续 PPV 直到心率＞100 次/分，减缓加压给氧的频率和压力，观察自主呼吸出现。自主呼吸良好，心率＞100 次/分，氧饱和度稳定在正常范围内，结束复苏 | 4 |
| 复苏后管理 | 1. 完成复苏后医患沟通 | 医患沟通 | — | 医师告知家长复苏情况 | 2 |
| | 2. 新生儿转运 | 转运 | 婴儿有呻吟，吸气性凹陷 | 儿科医师携带转运设备，持续 CPAP，将婴儿转运至治疗单元 | 2 |
| | 3. 复苏后护理 | 复苏后持续监护 | — | 持续评估心率、呼吸、氧饱和度。可提供持续保暖和持续供氧（鼻导管/CPAP） | 2 |
| | 4. 复苏后团队自我反馈 | 参与式反馈 | | 总结在本次复苏的准备、决策、分工、配合、沟通和技能等方面的优劣和需改进之处 | 4 |
| 合计 | | | | | |

（吴晓宇　白瑞苗　李清红）

## 参 考 文 献

［1］王卫平,孙锟,常立文. 儿科学［M］. 9 版. 北京:人民卫生出版社,2018:95－100.

［2］中国新生儿复苏项目专家组,中华医学会围产医学分会新生儿复苏学组. 中国新生儿复苏指南（2021 年修订）［J］. 中华围产医学杂志,2022,25（1）:4－12.

［3］WEINER G M, ZAICHKIN J, KATTWINKEL J. Textbook of Neonatal Resuscitation［M］. 7<sup>th</sup> ed. Elk Grove Village，IL：American Academy of Pediatrics，2016.

［4］戈梅拉.新生儿医师手册:第 7 版［M］.曹云,等译.上海:上海科学技术出版社,
2020:17-29.

［5］邵肖梅,叶鸿瑁,丘小汕.实用新生儿学［M］.5 版.北京:人民卫生出版社,2019:
390-404.

# 第二章

# 院前分娩新生儿急救团队演练

## 一、演练目的

　　院前分娩常发生于急产，急产是指从出现规律宫缩至胎儿娩出的时长不超过3小时。每年都有一定数量的急产发生在急诊科或医院外，因无医师和助产士的产程处理和新生儿出生监护，一部分新生儿娩出时若处置不及时可发生窒息，导致严重并发症甚至死亡。常见导致急产的因素有：产道阻力过低、子宫收缩过强、产妇未意识到阵痛、胎盘早剥、经产妇、低出生体重儿等。通常新生儿科接到急诊呼叫的情况有：产妇已在家中分娩，或分娩在来院途中，或入产科急诊即将分娩。急产可导致一系列的新生儿危重症，如新生儿窒息、颅内出血等，应根据不同的发生状况采取相应的保障措施，减少对新生儿造成的损伤。演练重点是在紧急状态下如何做好快速的复苏前物品准备、复苏团队的组成，以及根据相应高危因素确定复苏方案。通过案例场景模拟和参与式反馈操作演练，提高医务人员应对突发事件的反应能力和危重急症救治能力，保证医疗安全，并且建立完善的急救机制，包括设备、人员队伍、协作能力、转运系统等，以达到提高新生儿救治水平的目的。

# 二、规章制度

## （一）院级制度

1. 制订《新生儿急救中心工作制度》《院前急救工作制度》《急救绿色通道管理制度》等，建立完善的院内复苏工作组制度，负责日常复苏培训和临床工作的组织协调。

2. 建立危重症孕产妇、新生儿急诊绿色通道及救治团队，科主任和科护长负责团队成员管理、评估与培训，职能部门负责多部门协调沟通，优化绿色通道各个环节，确保后勤、检验、影像科、麻醉科、儿外科、新生儿重症监护病房（NICU）、输血科、其他相关内科和外科充分配合。

## （二）科室制度

1. 产科、新生儿科联合每年至少进行 2 次培训演练，培训以模拟真实病例场景进行操作为主，提升现场应急处置能力。新生儿科医师每年均应进行急产、急救培训演练。急诊科、产房、手术室区域新生儿复苏设备和药品每月至少检查 1 次，并填写《新生儿复苏设备药品检查表》。

2. 明确急产属于产科急诊绿色通道救治范围，实行首诊负责制。首诊医师负责询问病史、体格检查、评估病情、下达抢救医嘱，应边抢救边通知二线、三线等医师，并必要时逐级上报医务部。新生儿科医师被呼叫到场后，进行快速评估、积极准备、成立复苏小组、制订复苏方案启动院内转运设备，通知 NICU 准备接诊。

3. 制定急产病例讨论制度，典型或特殊病例要进行多学科讨论，分析抢救过程、总结经验、提出改进措施，重点评估多学科协作能力，不断完善制度、流程。

4. 医务部按照计划组织开展培训及演练，结束后进行考核，资料留存备查。

## 三、场景设置

急产通常有以下几种情形：分娩在院外、来院途中、120 急诊转运急产经产妇时，接诊时宫口已开大，或已看到胎头，或胎儿已娩出未断脐等。急救场所可能在急诊科、产房或手术室。参加急救演练的人员有：产科医师、产科护士、助产士、新生儿科医师、新生儿科护士、麻醉医师、手术室护士等。经检查评估，需多学科协作时，启动急会诊流程，要求受邀科室的医师 5 分钟内到达，并由产、儿科医师介绍病情并经会诊制订急救方案。

1. 需要准备的设备和物品　一次性产包、器械产包、消毒物品和新生儿复苏物品(氧气，吸引装置，复苏气囊，喉镜，各型号喉镜叶片及气管插管，抢救药品)。手术衣和无菌手套，毛巾和包被，一片尿不湿。清洁消毒剂。提前打开新生儿辐射床预热，必要的个人防护装备。

2. 演练内容　接到急诊呼叫电话时或接诊急产孕妇时，尽可能快速对孕产妇和胎儿情况进行全面评估，包括：生命体征，准确核实产妇的孕周、胎儿或新生儿状况、胎次、产次、胎方位，是否双胎，宫缩强度及宫口开大情况，有无妊娠合并症，如胎膜早破、出血、感染等；检查胎儿是否缺氧，以准备充足的复苏人员。对于急产新生儿复苏，强调快速的物品准备和组建复苏团队，复苏中呼吸支持和体温维持是最重要的两个方面，气道的通畅和急救时注意保暖可以提高复苏质量。根据模拟案例，制订抢救预案：应根据医院具体布局，规划人员移动固定路线，确保新生儿科抢救人员第一时间到达急救场所。新生儿科应设有固定急救手机，以便随呼随到。急诊救治过程完成后，应对抢救过程进行分析、总结经验、提出改进措施，重点评估多学科协作能力，不断完善制度、流程。

## 四、技术要点

产科急产的新生儿复苏技术是在非正常充分准备情况下的急救复苏操作，是所有产、儿科人员必须具备的技能，需要定期组织演练培训，培训以模拟真实病例、场景的实操形式为主，旨在提升现场应变处置能力。需要熟悉复苏步骤及各分工内容，特别强调急救设备、物品及药品的可及性，强调产、儿科人员相互之间的熟练配合模式，做到分秒必争。（表2-1，图2-1）

**表2-1 急产时新生儿复苏技术要点**

| 项 目 | | 技术要点内容 |
|---|---|---|
| 产科快速反应 | 识别 | 1. 识别急产危险因素：胎头已拨露、宫缩过强、产妇未意识到阵痛、有阴道分娩或急产史、胎盘早剥、经产、胎儿过小等<br>2. 产妇及新生儿都应该至少有一名有分娩急救复苏经验医师在场 |
| | 产科评估 | 1. 快速评估产妇：孕次和产次，单胎或双胎<br>2. 孕周：询问末次月经或预产期，不知道预产期或无法进行交流者，需要根据触诊子宫底高度估计孕周 |
| | 产、儿科合作 | 产科通知新生儿科(固定手机电话)，清晰告知急救地点、产妇高危因素及胎心、胎动等情况 |
| 复苏准备 | 询问产科情况 | 1. 双胎妊娠、剖宫产史、胎儿畸形、产妇出血高危因素，或其他可能使分娩变复杂的医学问题(如子宫破裂等)<br>2. 根据产科评估情况，对胎儿或新生儿做出初步判断 |
| | 新生儿高危因素 | 1. 早产、胎膜早破、羊水污染等高危因素可能增加复苏难度<br>2. 根据具体情境及特殊情况下的复苏准备，如气胸、胸腔积液等 |
| | 复苏物品 | 1. 准备复苏设备和药品，给予新生儿必需的温暖毛巾、床单、辐射台、复苏气囊、气管插管设备<br>2. 早产儿必备复苏物品，预备院内转运设备 |
| | 人员准备 | 新生儿科医师迅速根据在场人员，组建复苏团队。评估危重情况，及时呼叫上级医师增补 |
| | 制订复苏计划 | 制订产、儿科人员分工及复苏预案 |
| 初步复苏 | 快速评估 | 询问4个问题：足月吗？羊水清吗？肌张力好吗？哭声或呼吸好吗？ |
| | 保暖 | 1. 用温暖的毛巾包裹，迅速擦干新生儿身体很重要，减少热量丧失。低体温会增加新生儿耗氧量和代谢需求，低出生体重和早产儿更易迅速丧失身体热量<br>2. 置于预热的辐射台 |
| | 气道开放 | 必要时清理口鼻，先口后鼻，颈部保持中立位，轻度仰伸位 |
| | 适当刺激 | 轻拍/弹足底，轻轻抚摸背部 |

（续表）

| 项　目 | 技术要点内容 |
|---|---|
| **复苏过程** 脐血采集 | 窒息时可从近胎盘端脐带采集数管血液，用于血气分析等检查 |
| 评估呼吸和心率 | 心率小于或大于 100 次/分，呼吸暂停或喘气样呼吸 |
| 进行正压通气 | 1. 心率<100 次/分，呼吸暂停或喘气样呼吸<br>2. 脉搏氧饱和度仪连接于新生儿右上肢<br>3. 在开始的 5~10 次呼吸过程中，评估胸廓起伏和双侧呼吸音 |
| 气管插管 | 有效通气 30 秒，仍心率<60 次/分，在开始胸外按压之前进行气管插管 |
| 胸外按压与 PPV 配合 | 1. 按压胸骨下 1/3，按压深度胸廓前后径 1/3，按压与通气比例 3：1<br>2. 氧浓度增加至 100%，使用 3-导联心电监测 |
| 给予肾上腺素 | 1. 1：10 000 肾上腺素脐静脉给药 0.1~0.3 mL/kg，用 1~2 mL 生理盐水冲洗脐静脉导管。快给，可重复给药，两剂药间隔 3~5 分钟<br>2. 可考虑首次气管内给药 0.5~1 mL/kg |
| 胎盘病检 | 签署告知书，胎盘均需送病理检查 |
| 家属沟通 | 告知分娩过程，新生儿当前状况及后续治疗计划 |
| 院内转运 | 安全、持续监护治疗中转运，收住新生儿病房继续诊查 |
| **演练评价** 物品准备 | 时间紧迫时，物品是否始终处于备用状态，非常规下可能需要增补的物品 |
| 团队沟通协作 | 及时呼叫，各级人员到位时间，操作配合默契度，有无相互抱怨 |
| 预案执行情况 | 态度严肃认真，熟悉流程、熟悉物品摆放、个人操作熟练，相互提醒协作 |
| 总结提升 | 发现不足及缺漏之处，完善流程 |

　　演练的重点是快速急救团队的组建，产、儿科急救处置环节中强调针对病史及产科病情的及时沟通，做出准确评估，采取正确措施，特别是呼吸支持和体温维持两个重要方面的有效措施。复苏后的处理流程包括：送胎盘病理检查、新生儿病情告知、必要的预防接种、制订治疗方案，并组织多学科以质量控制为目标的复盘讨论是非常必要的。

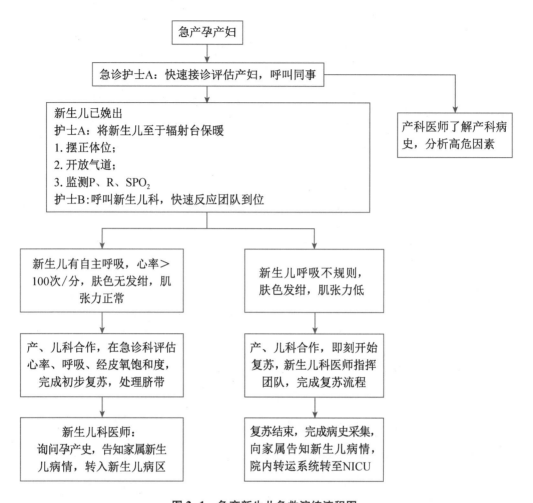

急产孕产妇

急诊护士A：快速接诊评估产妇，呼叫同事

新生儿已娩出
护士A：将新生儿至于辐射台保暖
1. 摆正体位；
2. 开放气道；
3. 监测P、R、SPO$_2$
护士B：呼叫新生儿科，快速反应团队到位

产科医师了解产科病史，分析高危因素

新生儿有自主呼吸，心率＞100次/分，肤色无发绀，肌张力正常

新生儿呼吸不规则，肤色发绀，肌张力低

产、儿科合作，在急诊科评估心率、呼吸、经皮氧饱和度，完成初步复苏，处理脐带

产、儿科合作，即刻开始复苏，新生儿科医师指挥团队，完成复苏流程

新生儿科医师：询问孕产史，告知家属新生儿病情，转入新生儿病区

复苏结束，完成病史采集，向家属告知新生儿病情，院内转运系统转至NICU

**图 2-1　急产新生儿急救演练流程图**

## 五、演练案例

案例一：产妇，40岁，孕2产1，停经约36周，孕期正规产检，一胎年龄12岁，体健。2小时前在家中出现腹痛，不规律，30分钟前乘私家车前往医院就诊，途中胎儿娩出，胎盘未娩出，家属将车开至产科急诊大门口。急诊科导医护士立即准备接诊。

案例二：产妇，32岁，孕3产2，停经38周，腹痛规律2小时，宫缩间隔1~2分钟，持续50秒。有急产史。急诊入院查体：痛苦面容；阴道内检：宫颈管消失，宫口开全，可及羊膜囊，胎头 S+1。胎头即将娩出。准备在产科急诊科接诊分娩。

以案例一为例，演练应包含以下内容，急产新生儿急救演练评分见表 2-2。

1. 接诊：急诊科按绿色通道，快速接诊，安全将新生儿断脐后移置辐射台。辐射台温度未预热时，用棉包被保暖。

2. 快速急救团队合作：评估新生儿生命体征，给予适当的生命支持。

3. 待新生儿情况相对稳定，酌情院内转运至新生儿科病房或 NICU。

4. 评价本次就诊流程和就诊措施，持续改进。

表 2-2 急产新生儿急救演练评分表

| 项 目 | | 评价指标 | 评分（100 分） |
|---|---|---|---|
| 产科快速反应 | 快速反应 | 1. 识别急产危险因素：宫缩过强、产妇未意识到阵痛、有阴道分娩或急产史、胎盘早剥、经产、胎儿过小等<br>2. 呼叫产科医师、助产士、新生儿科医师等（表述清晰） | 5 |
| | 评估 | 1. 快速评估围产高危因素<br>2. 监测新生儿生命体征，用棉包被保暖 | 10 |
| | 沟通 | 产科通知新生儿科（固定手机电话），清晰告知急救地点、产妇高危病史 | 5 |
| 复苏准备 | 产、儿科合作 | 产、儿科快速沟通病情，制订救治方案 | 4 |
| | 新生儿应急处理 | 新生儿初步复苏，保暖及呼吸道清理，脐部处理 | 2 |
| | 复苏物品 | 1. 有备用复苏设备和药品<br>2. 早产儿必备复苏物品，预备转运设备 | 8 |
| | 人员准备 | 评估危重情况，呼叫上级医师增补 | 3 |
| | 制订计划 | 制订产、儿科人员分工及初步复苏方案 | 3 |
| 初步复苏 | 快速评估 | 询问 4 个问题：足月吗？羊水清吗？肌张力好吗？哭声或呼吸好吗？ | 5 |
| | 保暖 | 用温暖的毛巾包裹，持续保暖 | 5 |
| | 保护气道 | 清理口鼻，先口后鼻，颈部保持中立位，轻度仰伸位以利于开放气道 | 5 |
| | 适当刺激 | 擦干婴儿通常即可提供充分的刺激，轻拍/弹足底，轻轻抚摸背部 | 5 |

（续表）

| 项目 | | 评价指标 | 评分<br>（100分） |
|---|---|---|---|
| 复苏<br>过程 | 评估呼吸和心率 | 心率大于或小于 100 次/分，呼吸暂停或喘气样呼吸 | 2 |
| | 进行正压<br>通气（PPV） | 1. 心率<100 次/分，呼吸暂停或喘气样呼吸<br>2. 面罩大小合适、面罩与面颊密闭、压力（PIP 20 ~ 25 cmH$_2$O）、氧气浓度（21% ~ 30%）、频率 40~60 次/分、通气者大声计数（1-2-3）。脉搏氧饱和度仪连接于新生儿右手掌或手腕 | 2 |
| | 进行气管插管，<br>评估导管位置 | 心率<60 次/分时，呼吸暂停，在开始胸外按压之前进行气管插管（30 秒内完成） | 2 |
| | 胸外按压与<br>PPV 配合 | 产、儿科配合操作协调 | 2 |
| | 给予肾上腺素 | 1. 1∶10 000 肾上腺素脐静脉给药 0.1~0.3 mL/kg，用 1~2 mL 生理盐水冲洗脐静脉导管，快给。可重复给药，两剂药间隔 3~5 分钟<br>2. 脐静脉置管缓慢，可考虑首次气管内给药 0.5~1 mL/kg | 2 |
| 复苏<br>后管<br>理 | 出生后处理 | 酌情进行 Apgar 评分 | 1 |
| | | 脐动脉血气 | 2 |
| | | 胎盘病检 | 2 |
| | 复苏结束与产妇<br>及家属沟通病情 | 告知分娩过程、新生儿当前状况和后续治疗及注意事项 | 3 |
| | 有新生儿转运<br>设备 | 安全、持续监护治疗中转运 | 2 |
| 演练<br>评价 | 物品准备 | 时间紧迫时，物品是否始终处于备用状态，非常规下可能需要增补的物品 | 5 |
| | 团队沟通协作 | 及时呼叫，各级人员到位时间，操作配合默契度，有无相互抱怨 | 5 |
| | 预案执行情况 | 态度严肃认真，熟悉流程、熟悉物品摆放、个人操作熟练，相互提醒协作 | 5 |
| | 总结提升 | 发现不足及缺漏之处，完善流程 | 5 |

（于西萍　柯华　贺思利）

## 参 考 文 献

［1］戚晓敏,曾嵘,丛娜.医疗优先调度系统在院前分娩到达前指导中的应用效果［J］.中国当代医药,2019,26(25):127-129.

［2］何柳,夏斌,虎春元,等.新生儿危重病例评分法的临床应用［J］.中华妇幼临床医学杂志(电子版),2017,13(2):162-168.

［3］陈玉霞.医院外意外分娩时母婴的院前急救护理分析［J］.实用临床护理学电子杂志,2018,3(13):102-103.

［4］张玉侠主编,实用新生儿护理学［M］.北京:人民卫生出版社,2015,479-482.

［5］杰亚士利·拉马塞图,苏娜·西欧.新生儿临床诊疗操作图谱(第6版)［M］.郑军,等译.天津:天津出版传媒集团,2021.

# | 第三章 |
# 母婴同室新生儿突发情况急救团队演练

## ◢ 一、演练目的

产科母婴同室是一个高风险的区域,新生儿多由新生儿父母照护,家长缺乏观察、护理经验,且新生儿病情变化快及住院病区产妇陪护人数的限制,增加了不安全因素,偶会发生产科母婴同室新生儿突发威胁生命安全的事件。产科病区母婴同室"健康或轻微病情尚稳定"的新生儿中,极少数新生儿可能"突然"出现意识丧失、苍白、发绀、呼吸停止、肌张力低下等危急病症,一部分虽经复苏急救治疗,却最终死亡,这对医疗机构和患儿家庭造成了很大的压力。每年的新生儿死亡评审中都有此类病例报告。产科母婴同室发生"新生儿猝死"的常见病因有:消化道反流窒息、颅内出血、惊厥致呼吸暂停、先天畸形、长 Q-T 综合征、照护不当意外窒息等。随着新生儿专业疾病诊断水平的提高,病因明确的遗传代谢病和基因缺陷病例逐年增多,但由于缺乏有效的预防措施,家属或医护人员发现时往往患儿已处于极危重状态,因此采取及时有效的救治措施至关重要。通过对此类患儿典型案例为模板进行模拟急救演练,应对不同的突发状况,采取相应的急救重点措施,可提高团队的快速应变能力。特别是目前大多数产科母婴同室新生儿管理模式,新生儿科医师可能并不固定在产科病区,如果新生儿发生突发情况,抢救的初步操作可能以产科医师和产科护士为主，所以进行急救演练时必须有产科医师参加，并要求产科医师必须掌握新生儿初步复苏技能，母婴同室区域初步复苏的相关设备应在备用状态。通过定期模拟真实场景实操演练，使产科病区医护人员在新生儿急救、复苏技能上保持知识的更新和技术的巩固强化，特别强调训练产科医师、产科护士、新生儿科医师在新生儿紧急情况下的急救合作能力，明确职责，以达到及时有效的抢救效果，改善患儿预后的目的，确保母婴同室新生儿的健康安全。

## 二、规章制度

急救演练应侧重产科或母婴同室中新生儿复苏的快速反应团队训练，产科初步复苏和产、儿科合作。成功的产、儿科急救合作需要执行以下制度措施。

1. 医院应建立完善的院内《新生儿安全管理制度》《急危重症患者抢救制度》《产科病区新生儿危重症识别预案及救治流程》等制度。医务部负责日常急救培训和多科室组织协调，包括母婴同室新生儿急救演练的准备和实施等工作。通过培训建立"急救快速反应团队"模式化。

2. 产科病区新生儿安全管理制度：

（1）制订产科病区新生儿急救流程。

（2）制订产科病区新生儿危重症识别预案及抢救流程。

（3）对产科病区新生儿急救设备及药品每月至少检查1次。

3. 产科病区新生儿急救培训制度：

（1）建立新生儿急救培训与复训制度，每年对新员工、转科人员、进修人员要进行1~2次培训。对产、儿科急救团队人员每年复训1次。

（2）新生儿抢救时所有被呼叫的医务人员必须在5分钟内到场参与救治。

（3）新生儿科医师未到场前由产科医师和产科护士组织抢救，新生儿科医师到场后由新生儿科医师指挥抢救。

（4）产科各病区按照母婴同室新生儿抢救流程配备急救设备和药品，并定期检查，确保急救设施处于备用状态。病区内可配备新生儿抢救单元。

## 三、场景设置

模拟产科母婴同室病区真实诊疗场景，参与新生儿急救演练的人员有产科医师、产科护士、新生儿科医师，以及接触新生儿的其他科室医务人员。设置不同情景案例和参与式急救流程训练，如突发心跳和呼吸骤停、呼吸困难、青紫、惊厥等急救场景。产科病区新生儿急救措施实施的困难在于人员的不确定性、病区环境复杂、急救物品到位不及时、实施抢救措施的场所各不相同等，所以诊疗以外的秩序维持是需要考虑的。目前产科母婴同室的新生儿不常规缠带经皮氧饱和度监护仪，所以一旦发现"宝宝不好了"，一般都处于突发危重的情形，易出现医护救治行为的慌乱、重复、低效等情况，通过设置不同情形的急救场景，不断强化训练医务人员的应变能力，培养在复杂环境下保证急救操作规范的能力，特别强调的是团队的合作，各类人员在抢救现场的职责、任务和抢救流程需要通过反复演练得到强化，实现团队合作的默契、高效、互补。

急救演练的人员分工安排可参考以下方式。

产科护士：通常为第一发现异常的人员，呼叫临近护士将所需复苏物品迅速准备到场，快速评估新生儿(呼吸、心率、肤色或氧饱和度)，并同时做体位、呼吸道护理，将患儿置于轻度仰伸位，清理气道。同时临近护士电话呼叫新生儿科医师，新生儿科医师须在 5 分钟内到场参与救治。病区在场低年资新生儿科医师或接到电话时住院总需同时通知值班二线医师到场抢救。

产科医师：负责气道通气，根据快速评估结果进行面罩正压通气，必要时指示产科护士配合胸外按压。

新生儿科医师(包括一线医师、二线医师)：负责制订诊疗方案，急救时插管、给药，指挥转运。指导其他人员配合。

## 四、技术要点

母婴同室管理的新生儿，生命体征相对平稳，如果新生儿出现"呼吸循环衰竭"等危急情况,可能出现家属情绪惊慌,病区医务人员针对危重新生儿的急救经验不均衡,产科病区场所人员流动性大等特殊复杂状态,需要现场医务人员根据演练职责,迅速进入角色,快速、有效地完成抢救措施(表 3-1)。

**表 3-1　母婴同室新生儿急救技术要点**

| | 项目 | 评估内容 |
|---|---|---|
| 早期识别 | 识别能力 | 1. 医护都有识别新生儿异常情况的职责和能力<br>2. 反应:嗜睡,昏迷<br>3. 呼吸:无自主呼吸,叹息呼吸,表浅呼吸<br>4. 循环:苍白、花纹、发绀,无心跳、心跳缓慢、脉搏触及不到<br>5. 神经:肌张力低,松软,肌张力高 |
| | 初步复苏 | 1. 摆正体位:如果口腔有奶汁反流,抬高上半身,头向一侧进行口腔清理<br>2. 气道清理:有气道阻塞,使用吸耳球或吸痰管,紧急时床旁清理口腔分泌物<br>3. 给予适当刺激:摩擦背部,弹足底<br>4. 保持气道在开放体位 |
| | 有效呼叫 | 1. 呼叫病区内人员:清晰、紧迫,周围医护快速参与抢救<br>2. 产科病区人员呼叫新生儿科等部门时要报告清楚病区、房间床号、危重情况等信息<br>3. 新生儿住院总(第一被呼叫):同时呼叫值班二线医师(或急救班二线医师),二线医师前往现场,同时上报新生儿科主任 |
| 急救准备 | 快速反应团队 | 所有医护具备应急意识,通过演练,根据人员性质快速组队,进入抢救流程 |
| | 抢救场所 | 1. 设有固定抢救区域,保证抢救措施顺利实施<br>2. 由病房护士长负责疏导和安慰家长 |
| | 急救物品 | 1. 新生儿复苏设备和药品,固定摆放、标识清晰、醒目,做到随手可得、随时可用<br>2. 抢救人员对复苏设备熟练操作使用<br>3. 考核急救物品到位时间 |
| 急救过程 | 快速评估 | 评估心率、呼吸、循环、反应 |
| | 正压通气 | 1. 心率<100 次/分,有自主呼吸,面罩正压通气,边通气边矫正<br>2. 正压通气,同时继续评估氧饱和度、自主呼吸、心率,并做好气管插管准备 |

| 项目 | | 评估内容 |
|---|---|---|
| 急救过程 | 气管插管 | 1. 突发危重情形，心率<60次/分，气管插管操作应更积极执行<br>2. 气管插管通气使用100%氧气时，需鉴别导管依赖型心脏病，监测四肢血压<br>3. 抢救及转运时，固定气管插管，避免脱管或过深<br>4. 转运途中通气首选转运呼吸机，气囊加压通气时注意压力稳定，避免压力损伤 |
| | 胸外按压配合PPV | 强调产、儿科的合作 |
| | 静脉通路建立 | 1. 危重儿复苏几乎一定会用药，且需要尽快建立静脉通路<br>2. 可能利用的脐静脉 |
| | 肾上腺素 | 1. 有效通气和胸外按压后仍无明显的心脏搏动时，给予1：10 000肾上腺素<br>2. 3~5分钟重复一次 |
| | 循环支持 | 多种病因可能引起循环衰竭，必要时用生理盐水扩容 |
| 急救后管理 | 纠正酸中毒 | 复苏有效后，如果循环极差，往往存在严重的酸中毒，在保证有效通气的情况下，可使用碳酸氢钠 |
| | 持续监测 | 1. 专人持续监测患儿生命体征，及时连接脉搏和三导联心电监护仪<br>2. 抢救的同时及时留取血液等标本，以便后续明确病因 |
| | 病情沟通 | 上级医师告知病情，让家属及时了解病情变化 |
| | 记录文书 | 及时完成抢救记录及知情告知记录 |
| 演练评价 | 物品准备 | 物品准备决定抢救成功与否 |
| | 团队协作 | 各级各科人员职责明确，配合默契，可提高抢救成功率 |
| | 预案执行情况 | 每个人熟悉流程，操作正确 |
| | 总结提升 | 持续改进，完善流程 |

## 五、演练案例

案例：某日上午，产科母婴同室二病区当日晨交班后，新生儿科医师常规在病区内逐一进行床旁查房，产科病区责任护士李某在做晨间护理巡视，到第三病室查看每个产妇及新生儿情况，走到 10 床时见产妇在大床上睡着，陪护人未在床旁，查看新生儿时，发现小床内宝宝面色发绀，自主呼吸不明显，立即查看口鼻内是否有奶汁，打开口腔内咽部未见奶汁，立即摩擦背部，弹足底，新生儿反应、肤色无好转。判断发生新生儿突发急危重症情况，立即呼叫人员准备急救。

母婴同室新生儿急救流程和演练评价见图 3-1、表 3-2。

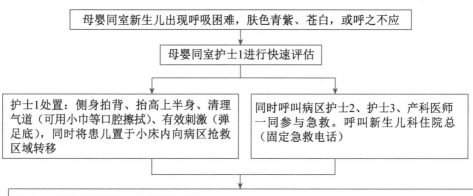

图 3-1　母婴同室新生儿急救流程图

表3-2 母婴同室新生儿急救演练评价表

| 项目 | | 评价内容 | 评分<br>(100分) |
|---|---|---|---|
| 早期<br>识别 | 识别 | 1. 识别母婴同室新生儿异常情况和高危症状<br>2. 呼叫病区产科医师、护士、新生儿科医师(表述清晰) | 5 |
| | 初步处理 | 维持气道通畅体位、清理气道、有效刺激(弹足底) | 5 |
| | 抢救场所 | 1. 设有固定抢救区域,保证抢救措施顺利实施<br>2. 由病房护士长负责疏导和安慰家长 | 5 |
| 急救<br>准备 | 产、儿科合作 | 产、儿科快速沟通病情,人员分工,有上级医师指挥 | 5 |
| | 急救场地 | 面积、室温、呼吸道清理、氧源设备等 | 5 |
| | 复苏物品 | 保暖设备、清理气道设备、听诊器、脉搏氧饱和度仪、心电监测仪、通气设备、气管插管、药物 | 5 |
| | 制订计划 | 新生儿科制订产、儿科人员分工及急救方案 | 5 |
| 急救<br>过程 | 快速评估 | 评估心率、呼吸、毛细血管充盈 | 3 |
| | 保护气道 | 颈部保持中立位,轻度仰伸位以利于开放气道 | 2 |
| | 评估呼吸、心率 | 1. 心率<100次/分,呼吸暂停或喘气样呼吸,面罩正压通气<br>2. 心率<60次/分,反应差,立刻气管插管+胸外按压,要求产、儿科配合熟练<br>3. 脉搏氧饱和度仪连接于新生儿右手掌或手腕 | 5 |
| | 进行正压通气(PPV) | 1. 心率<100次/分,呼吸困难,立即给予面罩正压通气30秒<br>2. 3-导联心电监护 | 3 |
| | 气管插管20秒完成 | 1. 心率<100次/分,面罩正压通气30秒,心率、呼吸无好转<br>2. 心率<100次/分时,呼吸暂停 | 2 |
| | 胸外按压与PPV配合 | 1. 初评心率<60次/分,呼吸微弱<br>2. 心跳慢,无自主呼吸<br>3. 正压通气后,症状无好转 | 3 |
| 急救<br>过程 | 静脉通路* | 1. 新生儿科护士建立静脉输液,若困难,可采用脐静脉置管(UVC)、胫骨骨髓腔内给药<br>2. 胸外按压、气管插管时应备静脉通路 | 5 |
| | 肾上腺素* | 1. 胸外按压+气管插管PPV后,心率<60次/分<br>2. 脐静脉置管缓慢,可考虑首次气管内给药0.5~1 mL/kg | 2 |
| | NICU持续救治 | 1. 复苏有效后,如果循环极差,血气分析提示严重的酸中毒,在保证有效通气的情况下,可使用生理盐水扩容和碳酸氢钠扩容纠正酸中毒 | 5 |

（续表）

| 项目 | | 评价内容 | 评分（100分） |
|---|---|---|---|
| 急救过程 | NICU持续救治 | 2. 5%碳酸氢钠，每次3 mL/kg（约2 mmol/kg），用等量注射用水稀释，按1 mmol/（kg·min）速率经脐静脉推注，2分钟以上推毕<br>3. 生理盐水，剂量：10 mL/kg | |
| | 记录监测 | 1. 一般情况：体温、呼吸、心率、血压，尿量<br>2. 实验室：血糖、血气分析、血常规、C反应蛋白（CRP）、血型、血凝功能、电解质、肝肾功能，其他血尿标本 | 5 |
| 急救后管理 | 家属沟通病情 | 1. 上级医师告知抢救过程、结果，考虑的诊断<br>2. 下一步治疗及相关检查 | 5 |
| | 急救记录 | 由参加抢救医护完成抢救记录及知情告知 | 5 |
| 演练评价 | 物品准备 | 时间紧迫时，物品是否始终处于备用状态，非常规下可能需要增补的物品 | 5 |
| | 团队沟通协作 | 及时呼叫，各级人员到位时间，操作配合默契度，有无相互抱怨 | 5 |
| | 预案执行情况 | 态度严肃认真，熟悉流程、熟悉物品摆放、个人操作熟练，相互提醒协作 | 5 |
| | 总结提升 | 发现不足及缺漏之处，完善流程 | 5 |

注：＊标注的步骤中可评估转运至NICU继续救治

（于西萍　康喆　曾军安）

# 参 考 文 献

［1］张莉.新生儿疾病案例实践［M］.北京:科学技术文献出版社,2021.

［2］中国新生儿复苏项目专家组,中华医学会围产医学分会新生儿复苏学组.中国新生儿复苏指南（2021年修订）［J］.中华围产医学杂志,2022,25（1）:4-12.

［3］AZIZ K, LEE C H C, ESCOBEDO M B, et al. Part 5：Neonatal Resuscitation 2020 American Heart Association Guidelines for Cardiopulmonary Resuscitation and Emergency Cardiovascular Care ［J］. Pediatrics, 2021, 147（1）：e2020038505E.

［4］美国儿科学会.新生儿复苏教程（第七版）［M］.叶鸿瑁,虞人杰,主译.杭州:浙江大学出版社,2019.

［5］邵肖梅.实用新生儿学［M］.5版.北京:人民卫生出版社,2019.

# 第四章

# 新生儿休克急救团队演练

## 一、演练目的

新生儿休克是由于各种原因导致患儿有效循环血量下降，使全身各组织和重要器官灌注不足，从而出现一系列代谢紊乱、细胞受损及脏器功能障碍，是导致新生儿死亡的常见原因之一。出生后不久的新生儿会面临窒息缺氧、感染败血症、严重贫血、心律失常及张力性气胸等引发的休克，需要快速救治。快速复苏是各种休克最重要的救治措施，开展新生儿休克急救演练对于提升医护人员急救能力、检验和优化急救流程、加强多学科协作、提高休克救治能力都具有重要意义。

## 二、规章制度

（一）急救团队培训与复训制度。每年 2 次对新入科医护人员，进行新生儿休克急救理论知识及演练培训，理论及操作考核，并进行质量改进；对新生儿科全体医护人员每年理论和操作演练复训 1 次，进行考核及质量改进。

（二）设备维护制度。对儿科急诊、门诊、新生儿病房、NICU、母婴同室、产房手术室配备新生儿休克急救设备和药品，保持设备无损，处于功能状态。急救药品需注明药品的名称、规格、数量、有效期，短缺时应及时补全。

（三）完善休克急救流程标识。儿科急诊、门诊、新生儿病房及 NICU 应备有新生儿休克抢救流程图。

（四）做好抢救过程记录。认真详实书写休克抢救记录，记录抢救经过及参与抢救人员的姓名和职称。

（五）抢救后安全转运制度。严格执行新生儿转运程序。危重患儿转诊时应备转运车，新生儿科医师护送，携带抢救设备和药品，并做好转诊及交接记录。

（六）反馈与改进制度。及时做好危重新生儿病例讨论，总结经验教训，并做好讨论记录。

## 三、场景设置

在新生儿门诊、儿科急诊、新生儿普通病区、NICU、母婴同室及所有新生儿所在场所模拟新生儿休克团队急救场景。参与急救演练的人员有新生儿科医师，门诊、急诊科医护人员，以及其他接触到新生儿的母婴同室医护人员。可以根据具体情况，设置不同种类的休克案例，如急诊科休克新生儿入室时抢救、心搏骤停门诊患儿的紧急复苏、NICU 值班时感染性休克的救治、胎-胎输血患儿失血者休克的复苏，等等。

此外，应明确团队人员的组成及职责，其中：

医师（值班一线医师）：重在对休克进行识别、临床评估及采取初步措施，查体及询问病史。

医师（值班二线医师或三线医师）：作为团队组长，负责指导急救及诊断评估，进一步决策。

护士 A：辅助通气，负责监护和准备药品及呼叫支援人员。

护士 B：建立静脉通路，给药及记录。

护士 C：负责标本运送及呼叫联系 B 超、X 线检查人员，血源联系等。

新生儿休克急救演练物品清单见表4-1，团队职责分工见表4-2。

**表 4-1　新生儿休克急救演练物品清单**

| 操作步骤 | 物　　品 |
|---|---|
| 保暖 | 预热的辐射保暖台及温度传感器垫 |
| 清理气道 | 负压吸引器、10F 和 12F 吸痰管 |
| 监测及评估 | 听诊器、3-导联心电监测仪和电极片、具有脉搏血氧饱和度仪及传感器、带袖带的监测血压的监护仪 |
| 正压通气 | 自动充气式气囊、T-组合复苏器、足月儿和早产儿面罩、6F 和 8F 胃管、注射器，新生儿专用有创(无创)呼吸机 |
| 给氧 | 氧源、空氧混合仪、吸氧导管 |
| 气管插管 | 喉镜、0 号和 1 号镜片(00 号可选)、导管芯(金属导丝)、不带套囊的气管导管(2.5 mm、3.0 mm、3.5 mm、4.0 mm)、软尺和气管插管深度表、防水胶布、剪刀 |
| 给药 | 1∶10 000(0.1 mg/mL)肾上腺素，生理盐水，5%碳酸氢钠 20 mL，维生素 K 注射液 1 支，多巴胺、多巴酚丁胺各 1 支，氢化可的松 1 支，普罗帕酮注射液、西地兰注射液及易于获取的注射液氨苄青霉素 1 支、注射液头孢噻肟钠 1 支等抗生素；1 mL、2 mL、5 mL、10 mL、20 mL、50 mL 注射器及除颤仪 |
| 静脉通路所需 | 外周静脉穿刺针、输液器、电子输液泵、脐静脉导管、深静脉置管、三通、脐静脉置管所需其他物品 |

**表 4-2　新生儿休克急救团队职责分工**

| 项　目 | 医师职责(医师团队) | 护士职责(护士团队) |
|---|---|---|
| 时间点 | 组成团队、明确组长及分工；识别休克、建立呼吸循环，指挥抢救等 | 辅助通气(吸痰)和建立静脉通路、给药、监护生命体征、协调检验检查等 |
| 0~5 分钟评估环境与病情(识别) | 接诊危重患儿：快速查体及询问病史(值班一线医师)<br>1. 休克快速识别：①灌注不足；②或(和)呼吸；③或(和)体温<br>2. 休克诊断成立，启动复苏 | 呼叫快速反应团队成员：<br>护士 A 呼叫护士 B、护士 C 及二线值班医师(复苏团队到场)<br>协助患儿放置抢救台 |
| 15 分钟(复苏与稳定) | 1. 一线医师：插管、正压通气，建立呼吸；向二线医师简要汇报病史<br>2. 二线医师：查体评估及指挥抢救<br>口头医嘱：(护士 B 采血液标本)<br>(1)初始快速静脉补液<br>(2)抗生素另路静脉<br>(3)抽血送检及必要的胸片、B 超检查 | 护士 A：连接脉搏氧及 3-导联心电监护仪；配合一线医师气管插管，固定气管导管，配合胸外按压<br>护士 B：建立外周静脉通路，重复口头医嘱，采血化验<br>护士 C：准备药物，记录及监测体温(T)、呼吸(RR)、心率(HR)及血压(BP) |

（续表）

| 项 目 | 医师职责（医师团队） | 护士职责（护士团队） |
|---|---|---|
| 30 分钟评估复苏效果 | 二线医师：<br>1. 体格检查：查体无肝脾肿大及肺部湿啰音<br>2. 评估灌注情况<br>3. 措施：根据评估及血气决策第二次扩容及纠正酸中毒等医嘱<br>①再次扩容；②纠正酸中毒；③纠正低血糖 | 护士 A：协助医师继续抢救，监护生命体征及记录医嘱<br>护士 B：负责血糖、血气分析及其他化验结果回报<br>护士 C：配药、给药。呼叫其他成员：放射科医师和心脏 B 超医师 |
| 30~60 分钟血管活性药物 | 一线医师：继续管理呼吸，抢救记录<br>二线医师：评估休克持续状态：开始应用血管活性药物［多巴胺 5~10 μg/（kg·min）维持，加多巴酚丁胺 10 μg/（kg·min）］<br>10~15 分钟不断评估血压与灌注<br>初步诊断：新生儿休克种类 | 护士 A 汇报<br>胸片结果<br>心超结果<br>血常规、CRP |
| 转 NICU 前准备 | 二线医师：评估，休克好转，决定转 NICU，与家长沟通病情及告知需进一步救治<br>一线医师：呼吸管理，与护士一起转运患儿至 NICU，交接 | 护士 A：监护生命体征。呼吸管理，处理抢救垃圾及终末消毒<br>护士 B：联系 NICU，准备转运暖箱<br>护士 C：记录与 NICU 护士交接 |

## 四、技术要点

### （一）核心知识

休克复苏的核心是建立有效的循环功能及纠正代谢紊乱，以改善灌注和保护重要脏器功能。通过各种级别的呼吸支持改善组织缺氧，强调快速识别休克及 1 小时复苏的目标性［即恢复灌注，改善心率，改善外周灌注，升高血压，纠正代谢性酸中毒，改善神经系统状态］，休克评分见表 4-3。重视血流动力学参数的整合分析，包括休克持续时使用脉搏指示连续心排出量监测（PICCD）、超声心动图参数。熟练使用合适的血管活性药物，明确休克复苏成功的目标，包括维持和恢复气道通畅、氧合和通气，维持和恢复正常灌注和血压，维持和恢复正常心率范围，达到毛细血管充盈时间（CRT）≤2 秒，脉搏正常，肢端暖，尿量>1 mL/（kg·h），正常意识状态。还应掌握引起休克的常见原因：感染性休克最常见，其次是失血性休克，偶有心源性休克（高钾血症，室上性心动过速等心律失常）及阻塞性休克，明确病因治疗是最终救治成功的关键。

表4-3 休克评分表

| 评分/分 | 皮肤颜色 | 末端皮肤充盈时间/秒 | 四肢温度 | 股动脉搏动 | 血压/mmHg |
|---|---|---|---|---|---|
| 0 | 正常 | <3 | 指端温暖 | 正常 | >60 |
| 1 | 苍白 | 3~4 | 凉至膝肘关节以下 | 减弱 | 45~60 |
| 2 | 花纹 | >4 | 凉至膝肘关节以上 | 触不到 | <45 |

轻度：5分；中度：6~8分；重度：9~10分。

## （二）操作能力

保暖，清理气道，正压通气，气管插管及有创和无创机械通气，快速建立静脉通路（外周、脐静脉置管、深静脉、骨髓），液体复苏方案、胸外按压，心包穿刺、胸腔穿刺，给药（抗生素、肾上腺素、多巴胺、多巴酚丁胺、氢化可的松、普罗帕酮、西地兰等）及电击除颤。

## （三）行为能力

① 了解和熟悉环境；② 预判问题，并做计划；③ 确定领导角色；④ 有效的沟通及闭环交流；⑤ 明确任务分工和授权；⑥ 明智地分配注意力；⑦ 使用所有可以获取的信息；⑧ 利用一切可用的资源；⑨ 意识到局限性，及早请求帮助；⑩ 保持专业行为，特别强调团队的默契配合和交流能力。

通过案例模拟与参与式反馈训练，提高各种能力的依从性、排除障碍及不断地进行质量改进，最终获得最佳的临床实践能力。

休克急救团队演练流程如图4-1所示。

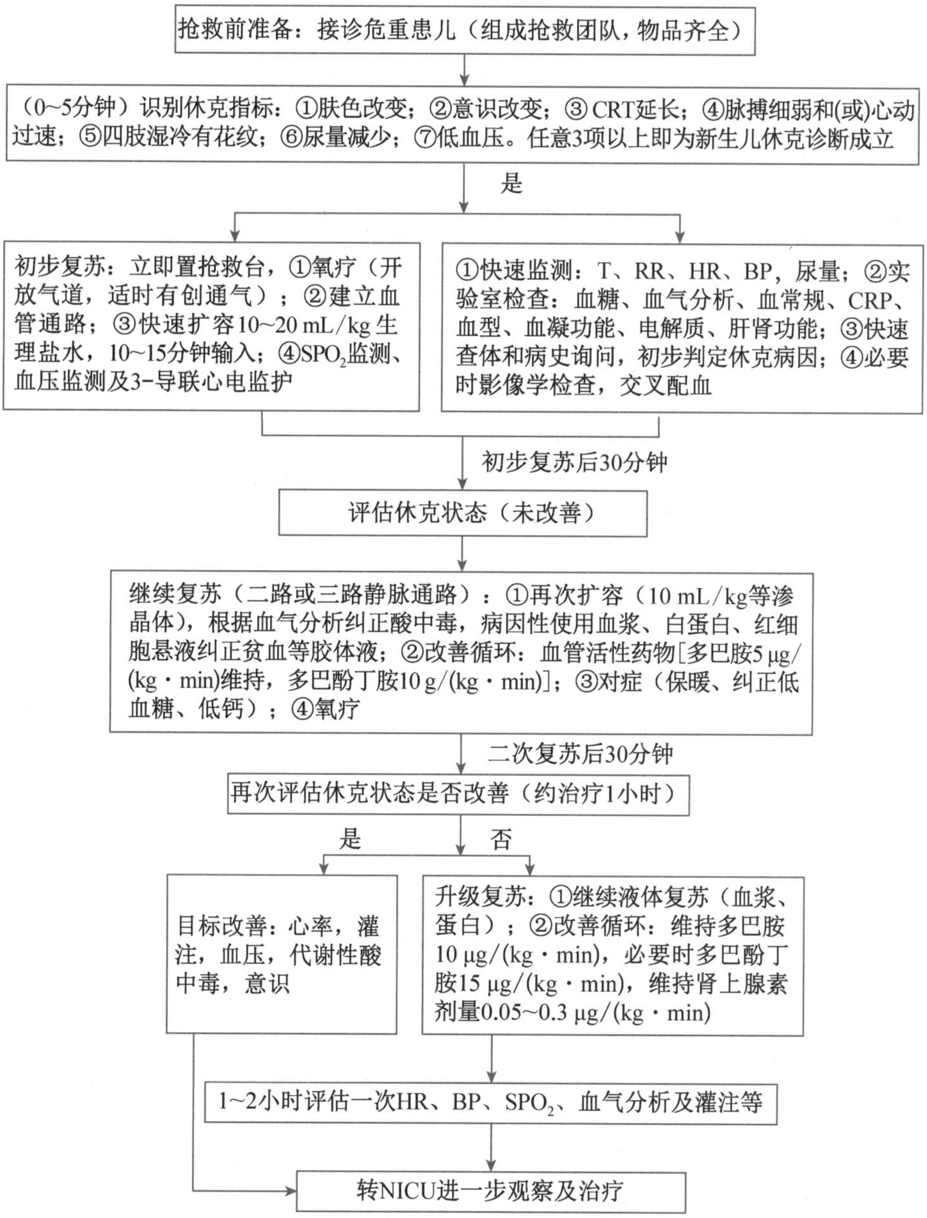

抢救前准备：接诊危重患儿（组成抢救团队，物品齐全）

（0~5分钟）识别休克指标：①肤色改变；②意识改变；③CRT延长；④脉搏细弱和(或)心动过速；⑤四肢湿冷有花纹；⑥尿量减少；⑦低血压。任意3项以上即为新生儿休克诊断成立

是

初步复苏：立即置抢救台，①氧疗（开放气道，适时有创通气）；②建立血管通路；③快速扩容10~20 mL/kg生理盐水，10~15分钟输入；④SPO₂监测、血压监测及3-导联心电监护

①快速监测：T、RR、HR、BP，尿量；②实验室检查：血糖、血气分析、血常规、CRP、血型、血凝功能、电解质、肝肾功能；③快速查体和病史询问，初步判定休克病因；④必要时影像学检查，交叉配血

初步复苏后30分钟

评估休克状态（未改善）

继续复苏（二路或三路静脉通路）：①再次扩容（10 mL/kg等渗晶体），根据血气分析纠正酸中毒，病因性使用血浆、白蛋白、红细胞悬液纠正贫血等胶体液；②改善循环：血管活性药物[多巴胺5 μg/(kg·min)维持，多巴酚丁胺10 g/(kg·min)]；③对症（保暖、纠正低血糖、低钙）；④氧疗

二次复苏后30分钟

再次评估休克状态是否改善（约治疗1小时）

是　　否

目标改善：心率，灌注，血压，代谢性酸中毒，意识

升级复苏：①继续液体复苏（血浆、蛋白）；②改善循环：维持多巴胺10 μg/(kg·min)，必要时多巴酚丁胺15 μg/(kg·min)，维持肾上腺素剂量0.05~0.3 μg/(kg·min)

1~2小时评估一次HR、BP、SPO₂、血气分析及灌注等

转NICU进一步观察及治疗

**图4-1　新生儿休克急救团队演练流程**

# 五、演练案例

不同原因导致的休克急救流程不同，包括感染性休克、失血性休克、心源性休克、阻塞性休克等，以下分别描述。

## （一）新生儿感染性休克急救团队演练

1. 演练流程（图 4-2）

```
┌─────────────────────────────────────────────────────┐
│      休克急救前准备（组成团队4人，检查器械）            │
└─────────────────────────────────────────────────────┘
                          ↓
┌─────────────────────────────────────────────────────┐
│ 接诊危重患儿、休克识别（0~5分钟）：①肤色改变；②意识改变；│
│ ③CRT延长（>3秒）；④脉搏细弱和（或）心动过速；⑤四肢湿冷 │
│ 有花纹；⑥尿量减少；⑦低血压。任意3项以上即为休克诊断成立 │
└─────────────────────────────────────────────────────┘
              快速开始初步复苏措施      是
                          ↓
┌─────────────────────────────────────────────────────┐
│         集束化复苏和稳定措施：（15分钟）                 │
│ • 氧疗：呼吸支持，有创或正压通气，确保有效通气           │
│ • 快速建立静脉通路：脐静脉、外周较大血管，若不成功可骨髓 │
│   内输液                                               │
│ • 初始快速静脉补液—静脉输注10~20 mL/kg等张晶体液，     │
│   10~15分钟输入。但对于超早产婴儿(胎龄<28周)或怀疑为    │
│   心源性休克时，应谨慎进行静脉补液                       │
│ • 持续监测血压、血氧及3-导联心电监测                     │
└─────────────────────────────────────────────────────┘
                          ↓
┌─────────────────────────────────────────────────────┐
│ 查体及询问病史：判定病因为感染性。检验检查：血气分析，   │
│ 血糖、电解质、乳酸、肝肾功能，血凝，血常规、CRP，血培养  │
│ （若怀疑病毒感染，则进行病毒检测），血型及交叉配血，     │
│ 胸部影像学检查（如果有呼吸系统症状或体征）               │
└─────────────────────────────────────────────────────┘
                          ↓
┌─────────────────────────────────────────────────────┐
│   经验性应用抗生素治疗（氨苄青霉素+头孢曲松钠）          │
└─────────────────────────────────────────────────────┘
                          ↓
┌─────────────────────────────────────────────────────┐
│ 处理实验室检查异常：低体温，酸中毒，有临床意义的贫血或   │
│ 血小板减少症，低血糖或高血糖，气胸，电解质紊乱，等等     │
└─────────────────────────────────────────────────────┘
                          ↓
┌─────────────────────────────────────────────────────┐
│        评估初步休克复苏效果（30分钟）                   │
└─────────────────────────────────────────────────────┘
              ↓                         ↓
反应良好（灌注改善，临床稳定）*    反应不佳（持续性休克）
┌──────────────────────┐    ┌──────────────────────┐
│ 继续支持性治疗，继续监护，│    │ 是否有液体超负荷的征象  │
│ 追踪血培养及病毒分离结果，│    │ （如啰音、呼吸困难、肝  │
│ 维持血糖、血气、血压及内  │    │ 肿大、肺水肿）和（或）  │
│ 环境稳定                │    │ 初始扩容后临床恶化      │
└──────────────────────┘    └──────────────────────┘
```

否↓

考虑第2次扩容（20 mL/kg等渗晶体液），如果休克持续，应用血管活性药物［多巴胺（5~9 μg/(kg·min)维持，加多巴酚丁胺10 μg/(kg·min)］

复苏同时进行诊断性评估：高危因素，如胎膜早破时间、绒毛膜羊膜炎、母产时发热、妊娠期存在BGS细菌尿、早产儿、住院时间较长、发热等

是↓

感染性休克诊断成立

1.支持性治疗：继续液体复苏、呼吸支持、血管活性药物治疗、抗菌治疗
2.对扩容达40 mL/kg若仍无改善，判断液体复苏难治，多巴胺抵抗，改为肾上腺素剂量0.05~0.3 μg/(kg·min)维持。再评估，无改善，使用氢化可的松
3.处理任何感染源（必要时拔出中心静脉置管）
4.如果症状无改善，扩大抗菌素覆盖范围
5.完善超声心动图、无创心排、腰椎穿刺和（或）腹部影像学检查以进一步评估

休克治疗1小时评估↓

目标是恢复灌注：心率改善，外周灌注改善，血压升高；纠正代谢性酸中毒，神经系统状态改善

1~2小时的反复评估↓

持续目标性检测——转NICU

（此后：每3~4小时1次血气分析。至少每4小时记录1次尿量。每日测量数次电解质水平、全血细胞计数及凝血功能。）

*（复苏目的：维持和恢复气道通畅、氧合和通气，维持和恢复正常灌注和血压，维持和恢复正常心率范围），若CRT≤2秒，脉搏正常，肢端暖，尿量>1 mL/(kg·h)，正常意识状态，则说明扩容达到目标，继续其他治疗及检查

**图4-2　新生儿感染性休克急救团队演练流程**

2. 案例模拟

要点：足月，顺产，日龄16天，"发热1天，吃少半天"急诊就医。现病史：足月39周顺产，体重3 000 g，孕期常规产检无异常，出生后无窒息史，母乳喂养，一般好，日龄2天随母出院，居家护理，昨夜22:00起患儿无明显诱因出现发热，

最高 39℃，温水擦浴后，降至正常，今早晨8:00起发现孩子精神萎靡、吃奶少、不哭、少动，偶有吐奶，手脚凉、皮肤发花、发绀，查体发现左耳垂局部肿胀、红肿。来院急诊科就医，大便 1 次，尿少(抢救涉及：启动集束化休克识别、集束化初始复苏措施、插管有创机械通气、扩充血容量、纠正酸中毒、给予抗生素等治疗，患儿病情改善后症状和查体特点，实验室检查如血常规、CRP、凝血功能等情况，纠正弥散性血管内凝血，团队配合与安全转运)。

3. 核心知识

掌握感染性休克集束化识别、集束化初始复苏，及时应用抗生素，1 小时内目标性评估，结合病史、实验室检查，做出病因学诊断与治疗。对于超早产婴儿(胎龄<28 周)，应谨慎进行扩容静脉补液。新生儿感染性休克团队急救评估内容及评分见表4-4。

**表4-4 新生儿感染性休克团队急救评估内容及评分表**

| 项目 | 评估内容 | 评分<br>(100分) |
|---|---|---|
| 接诊危重患儿 | 组成急救团队，确定组长、分工及熟悉环境 | 2 |
| 休克识别<br>0~5分钟 | 首诊接诊医师 A：休克快速识别<br>① 肤色改变；② 如意识下降或改变；③ CRT 延长(>3秒)；<br>④ 脉搏细弱和(或)心动过速；⑤ 四肢湿冷，有花纹，⑥ 尿量减少<1 mL/(kg·h)；⑦ 低血压<br>有任意 3 项以上即为休克诊断成立 | 12 |
| 复苏稳定<br>15分钟 | 初步复苏措施：(在措施上画√)，团队协作，口头抢救医嘱<br>① 氧疗：(首诊角色 A)呼吸支持，插管有创通气，维持气道开放，确保有效通气；② 快速建立血管通路(角色 B 立即脐静脉置管或护士 C 建立外周较大血管，若不成功可骨髓内输液)；③ 初始的快速静脉输液：输注等张 0.9%氯化钠 10~20 mL/kg，10~15 分钟输入(护士 D)；④ 给予经验性抗生素治疗(另路静脉给予)；⑤ 持续监护：脉搏氧饱和度 SPO$_2$，3-导联心电监护和无创血压检测 | 15 |
| | 初步的实验室检查：血糖、血气分析、血常规、CRP、凝血功能、电解质、肝肾功能、心肌酶、血培养；影像学检查：胸片、心脏超声 | 5 |

（续表）

| 项目 | 评估内容 | 评分（100分） |
|---|---|---|
| 复苏稳定15分钟 | 1. 病史采集　（在评估指标上画√）角色 A 或角色 B<br>高危因素：① 胎膜早破；② 绒毛膜羊膜炎；③ 母产时发热；④ 妊娠期 BGS 细菌尿，曾分娩过感染 GBS 的婴儿；⑤ 母体有生殖器疱疹病史<br>2. 新生儿病史　发热、低体温 | 5 |
| | 3. 体格检查<br>休克的体征：外周灌注减少（四肢冰冷、肢端发绀和毛细血管再充盈延迟）和活力差<br>其他异常：心脏杂音、腹部膨隆 NEC、皮肤感染灶等<br>确定休克病因：感染性休克 | 10 |
| | 4. 其他治疗(在治疗指标上画√)<br>纠正低体温、低血糖或高血糖、酸中毒及电解质紊乱 | 4 |
| 30 分钟初步评估 | 30 分钟后评估：在指标上打√，角色 B 和角色 A<br>① 气道通畅、氧合和通气；② 灌注：若 CRT≤2 秒，脉搏正常，肢端暖，尿量>1 mL/(kg·h)；③ 血压，或改善；④ 心率范围；⑤ 意识 | 5 |
| | 评估休克持续，需第 2 次扩容(角色 B 和角色 A) | 10 |
| | 考虑第 2 次扩容剂量：再次 20 mL/kg 等渗晶体液<br>血管活性药物使用：多巴胺 5~10 μg/(kg·min)，多巴酚丁胺 10 μg/(kg·min) | 4 |
| | 判定休克难治(扩容达 40 mL/kg 若仍症状无改善，则判断液体复苏难治) | 6 |
| | 肾上腺素使用[多巴胺最大滴至每分钟 15 μg/(kg·min)，如无效可考虑用肾上腺素剂量 0.05~0.3 μg/(kg·min)维持] | 4 |
| | 氢化可的松使用指征？(对液体复苏和肾上腺素治疗难治的休克)使用氢化可的松，初始剂量为 1 mg/kg | 4 |
| | 有效指标：评估指标打√(角色 B)<br>①心率；②中心及外周脉搏搏动；③皮肤灌注；④酸碱平衡改善(代谢性酸中毒纠正，乳酸水平下降)；⑤神经功能状态改善(痛苦表情、自发运动、对刺激有反应、存在新生儿正常反射)；⑥血压升高 | 4 |
| 休克复苏时间1 小时评估 | 反馈、总结及改进，抢救时间(60~90 分钟) | 6 |
| 团队总结 | 客观地描述病情及抢救措施<br>预防方案，随访计划 | 2 |
| 与家长沟通 | 客观地描述病情及抢救措施，随访计划 | 4 |

缩写：CRT，毛细血管充盈时间；GBS，B 族链球菌；NEC，坏死性小肠结肠炎

## （二）新生儿失血性休克急救团队演练

1. 演练流程（图 4-3）

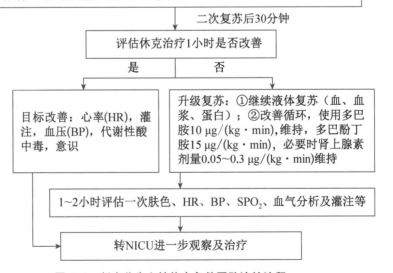

急救前准备（组成3~4人的团队，抢救物品齐全）

接诊危重患儿，识别休克：①肤色改变；②意识改变；③CRT延长；④脉搏细弱和（或）心动过速；⑤四肢湿冷，有花纹；⑥尿量减少；⑦低血压。有任意3项以上即为新生儿休克诊断成立

是

初步稳定：（15分钟）①氧疗（开放气道，适时有创通气）；②建立血管通路2条，有条件CVP；③快速扩容10~20mL/kg NaCl 10~15分钟入；④SPO₂监测、BP及3-导联心电监护

①快速监测：T、RR、HR、BP,尿量；②实验室检查：血糖、血气分析、血常规、CRP、血型、凝血功能、电解质、肝肾功能；③病史及查体，确定失血或出血程度；④必要时行影像学检查及交叉配血

初步复苏后30分钟

评估休克（未改善）及确定出血部位

措施：①再次扩容（20 mL/kg等渗晶体液或根据血气分析纠正酸中毒），或RH阴性O型或同型红细胞悬液纠正贫血；②改善循环，使用血管活性药物[多巴胺5 μg/(kg·min)，维持，多巴酚丁胺10 μg/(kg·min)]；③对症（保暖，纠正低血糖、低钙）；④氧疗

二次复苏后30分钟

评估休克治疗1小时是否改善

是　　　否

目标改善：心率(HR)，灌注，血压(BP)，代谢性酸中毒，意识

升级复苏：①继续液体复苏（血、血浆、蛋白）；②改善循环，使用多巴胺10 μg/(kg·min),维持，多巴酚丁胺15 μg/(kg·min)，必要时肾上腺素剂量0.05~0.3 μg/(kg·min)维持

1~2小时评估一次肤色、HR、BP、SPO₂、血气分析及灌注等

转NICU进一步观察及治疗

**图 4-3　新生儿失血性休克急救团队演练流程**

2. 案例模拟

转运医师电话报告：有一对 36 周双胎患儿，单卵双胎，单绒双羊膜囊，因"双胎输血综合征，完全性前置胎盘"急诊剖宫产出生，双胎大男，出生后肤色苍白、自主呼吸弱、四肢软，心率<100 次/分，经复苏后好转，心率恢复 120 次/分，呼吸仍不规则，费力，肤色仍苍白，反应差，已经给予脐静脉置管途径 0.9%氯化钠 25 mL 盐水扩容 1 次，需要气管插管下呼吸机辅助，准备转入 NICU，体重 2 240 g，Apgar 评分 4-6-6。双胎小男，体重 2 850 g，Apgar 评分 7-8-9，常压吸氧下，一同送入 NICU 观察。（抢救涉及：呼吸机，扩充血容量，纠正酸中毒，使用抗生素、血管活性药物，输血治疗）

3. 核心知识

失血性休克为低血量性休克引起的有效循环血量不足而导致的微循环功能障碍，常见病因有胎-母输血、胎-胎急性输血、脐带脱垂，前置胎盘或脐带帆状附着脐带血管破裂所致急性出血、胎吸助产后帽状腱膜下出血，消化道、脑、肺或其他主要器官的大量内出血。其他原因包括毛细血管渗漏综合征，呕吐、腹泻导致的消化液过度丢失等。结合病史及时作出病因学诊断并紧急处理，处理要点有：

（1）快速建立静脉通路（脐静脉、外周血管通路）。

（2）在血制品未到来之前，扩容、纠正酸中毒，呼吸支持。

（3）要充分认识到重度失血性休克，及时准备血源（血源未到之前，急诊行血常规、血气分析、血型及交叉配血检查），需经常演练，提高救治速度。

（4）专人紧急送标本到化验室、血库，专人负责与血库联系血型鉴定及交叉配血。

（5）专人及时把血源送到患儿床旁（这一点在休克抢救分工时要考虑到）。

失血性休克团队急救评估内容及评分见表 4-5。

表 4-5　失血性休克团队急救评估内容及评分

| 项　目 | 评估内容 | 评分<br>（100 分） |
|---|---|---|
| 接诊危重<br>患儿 | 急救团队组成：组成团队、分工及熟悉环境 | 4 |
| 休克识别<br>0~5 分钟 | 医师 A：休克快速识别（在评估指标上画√）<br>①肤色改变；②如意识下降或改变；③CRT 延长（>3 秒）；④脉搏<br>细弱和（或）心动过速；⑤四肢湿冷，有花纹；⑥尿量减少<1 mL/<br>（kg·h）；⑦低血压。有任意 3 项以上即为休克诊断成立，启动复<br>苏团队 | 10 |
| 复苏稳定<br>15 分钟 | 初步复苏措施：（在措施上画√）团队协作，口头医嘱<br>①氧疗：（角色 A）继续呼吸支持，检查插管位置，确保有效通气<br>②快速建立血管通路（角色 B 立即脐静脉置管，护士 C 建立外周较<br>大血管，若不成功可骨髓内输液）<br>③初始快速静脉补液 10~20 mL/kg 等张晶体液，10~15 分钟输入<br>④给予经验性抗生素治疗，另路静脉输入<br>⑤持续监护：（护士 D）连接脉搏氧 $SPO_2$、3-导联心电监测心率和<br>无创血压 | 10 |
| | ⑥实验室检查：急查血糖、血气分析、血常规、CRP、血型、血凝、<br>电解质、肝肾功能及交叉配血。必要时行影像学检查，确定出血病因 | 5 |
| 病因诊断 | 快速查体和病史询问：角色 A 或角色 B<br>高危因素：胎盘异常、母体出血或脐带异常所致显著失血，或产伤<br>史；休克的体征 | 10 |
| | 失血性休克诊断明确，紧急申请血源或输入 RH 阴性 O 型血 | 4 |
| 30 分钟<br>初步评估 | 其他治疗：纠正低体温、低血糖或高血糖、酸中毒及电解质紊乱 | 10 |
| | 30 分钟后评估：在评估指标上打√，角色 B 和角色 A 评估<br>①气道通畅、氧合和通气；②灌注：CRT≤2 秒，脉搏正常，肢端<br>暖，尿量>1 mL/（kg·h）；③血压，或改善；④心率范围；⑤意识 | 10 |
| | 评估休克持续状态，需第 2 次扩容（角色 B 和角色 A）及血管活性药<br>物使用 | 4 |
| | 考虑第 2 次扩容剂量：①20 mL/kg 等渗晶体液，15~20 分钟；②有<br>血源时及时输入红细胞悬液（失血量大时速度同扩容，30 分钟输<br>入），可以床旁心超评估心功能<br>同时使用血管活性药物：多巴胺 5~10 μg/（kg·min），多巴酚丁胺<br>10 μg/（kg·min） | 6 |
| | 判定休克难治（对扩容达 40 mL/kg 若仍症状无改善，判断液体复苏<br>难治） | 4 |

（续表）

| 项　目 | 评估内容 | 评分（100分） |
|---|---|---|
| 30分钟初步评估 | 肾上腺素使用指标[多巴胺最大滴速每分钟 15 μg/（kg·min），如无效可考虑用肾上腺素)] | 4 |
|  | 氢化可的松：（对液体复苏和肾上腺素治疗难治的休克）使用氢化可的松。初始剂量为 1 mg/kg | 4 |
| 休克复苏时间1小时评估 | 有效指标：评估指标打√（角色 B）①心率；②中心及外周脉搏搏动；③皮肤灌注；④酸碱平衡改善（代谢性酸中毒纠正，乳酸水平下降）；⑤神经功能状态改善（痛苦表情、自发运动、对刺激有反应、存在新生儿正常反射）；⑥血压升高 | 6 |
| 团队总结 | 反馈分析不足 | 2 |
| 与家长沟通 | 客观地描述病情及抢救措施，预防方案，随访计划 | 4 |

## （三）新生儿心源性休克急救团队演练

1. 演练流程（图 4-4）

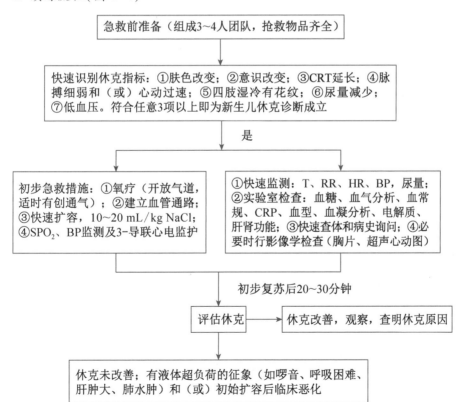

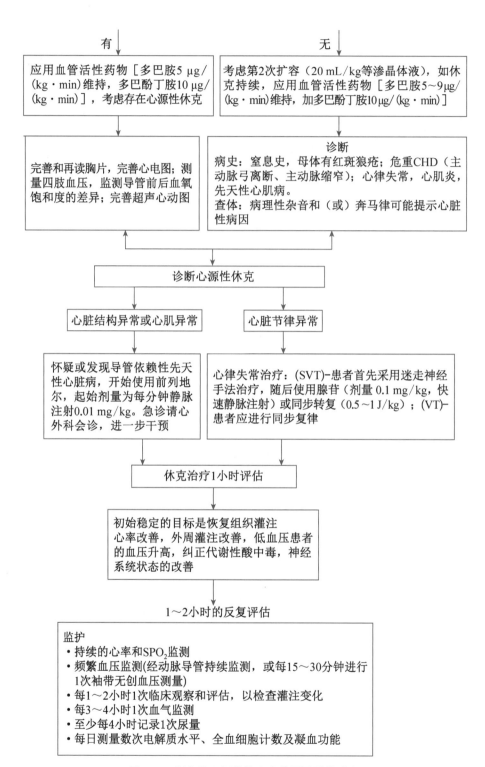

有 ↓

| 应用血管活性药物［多巴胺5 μg/ (kg·min)维持，多巴酚丁胺10 μg/ (kg·min)］，考虑存在心源性休克 |

无 ↓

| 考虑第2次扩容（20 mL/kg等渗晶体液），如休克持续，应用血管活性药物［多巴胺5～9μg/ (kg·min)维持，加多巴酚丁胺10μg/(kg·min)］ |

| 完善和再读胸片，完善心电图；测量四肢血压，监测导管前后血氧饱和度的差异；完善超声心动图 |

**诊断**
病史：窒息史，母体有红斑狼疮；危重CHD（主动脉弓离断、主动脉缩窄）；心律失常，心肌炎，先天性心肌病。
查体：病理性杂音和（或）奔马律可能提示心脏性病因

**诊断心源性休克**

心脏结构异常或心肌异常　　心脏节律异常

| 怀疑或发现导管依赖性先天性心脏病，开始使用前列地尔，起始剂量为每分钟静脉注射0.01 mg/kg。急诊请心外科会诊，进一步干预 |

| 心律失常治疗：(SVT)-患者首先采用迷走神经手法治疗，随后使用腺苷（剂量 0.1 mg/kg，快速静脉注射）或同步转复（0.5～1 J/kg）；(VT)-患者应进行同步复律 |

**休克治疗1小时评估**

初始稳定的目标是恢复组织灌注
心率改善，外周灌注改善，低血压患者的血压升高，纠正代谢性酸中毒，神经系统状态的改善

1～2小时的反复评估

**监护**
• 持续的心率和SPO₂监测
• 频繁血压监测(经动脉导管持续监测，或每15～30分钟进行1次袖带无创血压测量)
• 每1～2小时1次临床观察和评估，以检查灌注变化
• 每3～4小时1次血气监测
• 至少每4小时记录1次尿量
• 每日测量数次电解质水平、全血细胞计数及凝血功能

**图 4-4　新生儿心源性休克急救团队演练流程**

2. 案例模拟

病史：患儿女，日龄 16 天，以"精神不佳、吃奶少半天"入院。

现病史：患儿系 1 胎 1 产 38 周$^{+6}$ 臀位剖宫产出生，无复苏抢救史，体重 2 690 g，母乳喂养，一般可，出院后月子会所内照护。2 天前（日龄 14 天），患儿无明显诱因出现肤色苍白，会所医师检查发现患儿心率快，约 200 次/分，无发热，很快降至正常，吃奶尚可，继续观察。今晨发现患儿精神不佳、反应差，四肢软，少吃，反复吐奶，伴发哭声尖直，眼球外翻，抽动，呼吸急促约 70 次/分，立即紧急来院入急诊室就医，无发热及腹泻，接诊医师听诊发现肤色苍白，无心率及呼吸。母亲孕晚期发热及大腿内侧皮疹。心电图见图 4-5。（抢救涉及：心搏骤停后，胸外按压，肾上腺素、液体复苏，呼吸机支持，扩充血容量、纠正酸中毒、使用抗生素，盐酸普罗帕酮、地高辛口服维持）

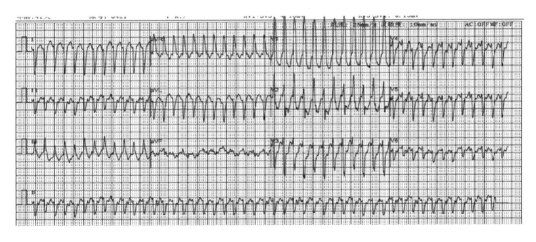

**图 4-5　患儿心电图**

3. 核心知识

（1）心源性休克可由多种疾病所致，包括：

1）心肌缺血/低氧血症会引起心肌损伤，导致心肌收缩力差。心肌损伤和功能障碍可能是产时窒息、全身性细菌感染和慢性胎儿低氧血症的相关并发症。

2）先天性心脏病（congenital heart disease，CHD）：部分危重 CHD 婴儿可能因动脉导管关闭和全身灌注减少而在新生儿早期出现心源性休克，这最常见于存在危重阻塞性左心病变的婴儿。

3）心律失常：包括先天性完全性房室传导阻滞、室上性心动过速（SVT）、室性心动过速（VT）。

4）心肌炎：新生儿的心肌炎通常由病毒感染引起，以柯萨奇病毒最常见。

5）先天性心肌病：是一种罕见的心功能不全的病因，通常表现为胎儿水肿。注意查体时的心脏特异性体征（如杂音、奔马律、股动脉脉搏微弱或缺失）；出现100%的氧气不能改善的发绀，导管前后血氧饱和度的差异；输液后的临床病情恶化；心电监测仪显示心律异常；心电图异常；胸片异常（如心脏肿大、肺水肿）。

（2）常见难点：注意判断是否为导管依赖性先心病，避免使用高浓度氧气、一氧化氮（NO）等措施，关闭动脉导管未闭（PDA）导致病情加重。

表4-6　心源性休克团队急救评估内容及评分表

| 项目 | 评估内容 | 评分<br>（100分） |
|---|---|---|
| 接诊危重患儿 | 急救团队组成：组成团队、分工及熟悉环境（一线医师A、二线医师B，护士C、护士D及护士E） | 4 |
| 休克复苏过程 | 医师A休克快速识别（在评估指标上画√）（0~5分钟）：<br>①肤色改变；②如意识下降或改变；③CRT延长（>3秒）；④脉搏细弱和（或）心动过速；⑤四肢湿冷有花纹；⑥尿量减少<1 mL/（kg·h）；<br>⑦低血压。有任意3项以上即为休克诊断成立。启动复苏团队 | 10 |
| | 初步复苏措施：（在措施上画√），团队协作，口头医嘱（15分钟）<br>① 呼吸支持：A医师立即插管，确保有效通气；医师B胸外按压，1分钟后心率恢复，220次/分<br>② 快速建立血管通路。（护士C建立外周较大血管，若不成功可骨髓内输液）<br>③ 快速静脉补液：10~20 mL/kg等张晶体液，10~15分钟输入<br>④ 给予经验性抗生素治疗，另路静脉输入<br>⑤ 持续监护：（护士D）连接脉搏氧SPO₂、3-导联心电监测心率和无创血压。准备药品输入 | 10 |
| | ⑥ 实验室检查：急查血糖、血气分析、血常规、CRP、血型、凝血功能、电解质、肝肾功能，心肌酶；影像学检查：超声心动图、胸片，心电图，确定心力衰竭病因 | 5 |

（续表）

| 项目 | 评估内容 | 评分<br>（100分） |
|---|---|---|
| 休克复苏过程 | 快速查体和病史询问：医师 A 和医师 B 配合；医师 A 问高危因素：母亲孕晚期发热及大腿内侧皮疹、疱疹，观察心电监护异常，提示房扑；医师 B 查体：休克的体征 | 10 |
| | 心源性休克诊断明确，立即准备电击复律<br>其他治疗：纠正低体温、低血糖或高血糖、酸中毒及电解质紊乱 | 4 |
| 30 分钟初步评估 | 30 分钟后评估（在评估指标上打√，角色 D 和角色 A 评估）：①气道通畅、氧合和通气；②灌注：若 CRT≤2 秒，脉搏正常，肢端暖，尿量>1 mL/（kg·h）；③血压，或改善；④心率范围；⑤意识 | 6<br>10 |
| | 评估休克持续状态（有持续性休克证据，且无液体超负荷指征），需第 2 次扩容（角色 D 和角色 A） | 4 |
| | 考虑第 2 次扩容剂量：20 mL/kg 等渗晶体液，15~20 分钟；<br>同时血管活性药物使用：多巴胺 5~9 μg/（kg·min），多巴酚丁胺 10 μg/（kg·min），无效时考虑用肾上腺素 | 2 |
| 特殊处理 | 休克未改善且有恶化，处理措施：（在评估指标上打√）<br>①血管活性药物使用；②检查：胸片，心电图；测量肢血压，测导管前后 SPO₂ 差异，心超；③心脏结构或心肌异常；④心脏节律异常；⑤导管依赖性先心病（开始使用前列地尔，起始剂量为每分钟静脉注射 0.01 mg/kg）；⑥心律失常治疗：（SVT）-患者首先采用迷走神经手法治疗，随后使用腺苷（剂量 0.1 mg/kg，快速静脉注射）或同步转复（0.5~1 J/kg）；（VT）-患者应进行同步复律 | 6 |
| 治疗 1 小时评估 | 有效指标：（评估指标打√，角色 B）①心率；②中心及外周脉搏搏动；③皮肤灌注；④酸碱平衡改善（代谢性酸中毒纠正，乳酸水平下降）；⑤神经功能状态改善（痛苦表情、自发运动、对刺激有反应、存在新生儿正常反射）；⑥血压升高 | 6 |
| 团队总结 | 反馈分析不足：反馈与质量改进 | 2 |
| 与家长沟通 | 客观地描述病情及抢救措施，预防方案，随访计划 | 4 |
| 急救时间 | 60~90 分钟 | 4 |

## （四）新生儿阻塞性休克急救团队演练

1. 演练流程(图 4-6)

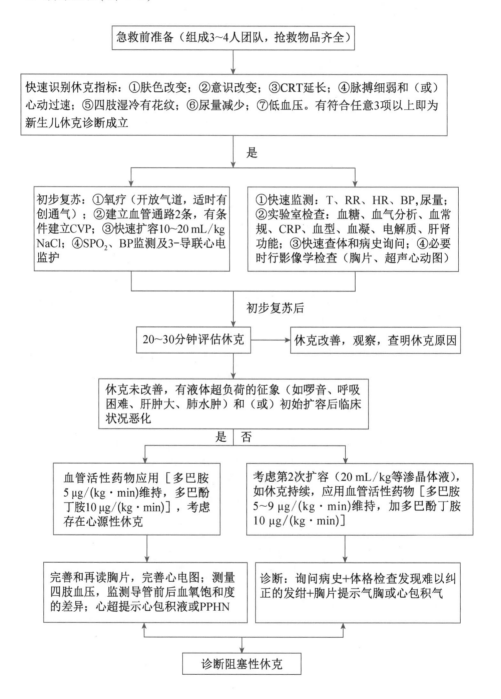

急救前准备（组成3~4人团队，抢救物品齐全）

↓

快速识别休克指标：①肤色改变；②意识改变；③CRT延长；④脉搏细弱和（或）心动过速；⑤四肢湿冷有花纹；⑥尿量减少；⑦低血压。有符合任意3项以上即为新生儿休克诊断成立

是 ↓

初步复苏：①氧疗（开放气道，适时有创通气）；②建立血管通路2条，有条件建立CVP；③快速扩容10~20 mL/kg NaCl；④SPO₂、BP监测及3-导联心电监护

①快速监测：T、RR、HR、BP,尿量；②实验室检查：血糖、血气分析、血常规、CRP、血型、血凝、电解质、肝肾功能；③快速查体和病史询问；④必要时行影像学检查（胸片、超声心动图）

初步复苏后 ↓

20~30分钟评估休克 → 休克改善，观察，查明休克原因

↓

休克未改善，有液体超负荷的征象（如啰音、呼吸困难、肝肿大、肺水肿）和（或）初始扩容后临床状况恶化

是 ｜ 否

血管活性药物应用［多巴胺5 µg/(kg·min)维持，多巴酚丁胺10 µg/(kg·min)］，考虑存在心源性休克

考虑第2次扩容（20 mL/kg等渗晶体液），如休克持续，应用血管活性药物［多巴胺5~9 µg/(kg·min)维持，加多巴酚丁胺10 µg/(kg·min)］

完善和再读胸片，完善心电图；测量四肢血压，监测导管前后血氧饱和度的差异；心超提示心包积液或PPHN

诊断：询问病史+体格检查发现难以纠正的发绀+胸片提示气胸或心包积气

↓ ↓

诊断阻塞性休克

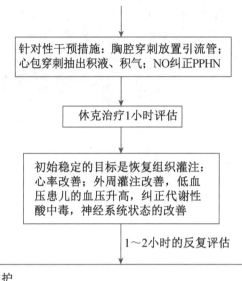

针对性干预措施：胸腔穿刺放置引流管；心包穿刺抽出积液、积气；NO纠正PPHN

休克治疗1小时评估

初始稳定的目标是恢复组织灌注；心率改善；外周灌注改善，低血压患儿的血压升高，纠正代谢性酸中毒，神经系统状态的改善

1~2小时的反复评估

监护
- 持续的心率和SPO₂监测
- 频繁血压监测(经动脉导管持续监测，或每15~30分钟进行1次袖带无创血压测量)
- 每1~2小时进行1次临床观察和评估，以检查灌注变化
- 每3~4小时进行1次血气监测
- 至少每4小时记录1次尿量
- 每日测量数次电解质水平、全血细胞计数及凝血功能

图4-6 新生儿阻塞性休克急救团队演练流程

2. 案例模拟

患儿男，日龄 2 天，胎龄 30 周，出生体重 1 200 g，2 天前因"呼吸窘迫综合征（RDS）、早产儿、极低出生体重（VLBW）"入院，本院出生，CPAP 辅助通气中，PEEP 5 cmH₂O，FiO₂ 30%，UVC 置管，静脉营养；夜间患儿突然出现肤色发绀，四肢软，氧饱和度下降至 60%，心率下降至 50 次/分，心音遥远，呼吸暂停，给予复苏，插管通气，胸外按压+插管正压通气，静脉推注 1：10 000 肾上腺素 5 次无好转，胸廓起伏良好，双侧肺呼吸对称，立即床旁心脏超声检查[床旁心脏超声提示：心包积液。心脏超声引导下心包积液穿刺（图4-7）]。

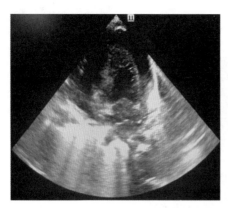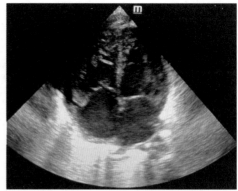

图 4-7　该患儿心包积液及穿刺液

3. 核心知识

（1）阻塞性休克：主要是心外疾病导致心输出量减少所致。

（2）分类：① 肺血管性（例如肺栓塞或重度肺高压所致休克）；② 机械性［例如张力性气胸、心脏压塞或缩窄性心包炎所致休克］。所以，只有识别病因，进行针对性干预，才能解决休克状态。

（3）临床表现：100%的氧气不能改善的发绀，导管前后血氧饱和度的差异，输液后的临床病情恶化。

（4）超声心动图及胸片：气胸（图 4-8）、心包积液/心包积气（图 4-9）/PPHN可以诊断。

（5）常见难点：复苏效果不良时及时床边心超、胸片检查识别病因，及时行胸腔穿刺术、心包积气、积液穿刺术。

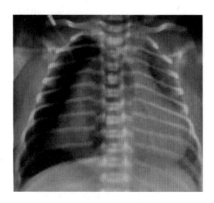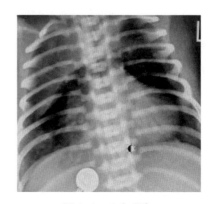

图 4-8　右侧张力性气胸　　　　　　图 4-9　心包积气

表 4-7　阻塞性休克急救评价内容及评分表

| 项目 | 评估内容 | 评分（100分） |
|---|---|---|
| 接诊危重患儿 | 急救团队组成：组成团队、分工及熟悉环境（一线医师 A、二线医师 B，护士 C、护士 D 及护士 E） | 4 |
| 休克识别<br>0~5 分钟 | 医师 A：休克快速识别（在评估指标上画√）<br>①肤色改变；②如意识下降或改变；③CRT 延长（>3 秒）；④脉搏细弱和（或）心动过速；⑤四肢湿冷有花纹；⑥尿量减少<1 mL/(kg·h)；⑦低血压。有任意 3 项以上即为休克诊断成立。启动复苏团队 | 10 |
| 复苏稳定<br>15 分钟 | 初步复苏措施：（在措施上画√）团队协作，口头医嘱<br>① 呼吸支持：A 医师立即插管，正压通气，医师 B 胸外按压，无好转，护士 D 静脉应用肾上腺素；② 快速建立血管通路（护士 C 建立外周较大血管，若不成功可骨髓内输液）；③ 快速静脉补液：10~20 mL/kg 等张晶体液，15 分钟输入；④ 给予经验性抗生素治疗，另路静脉输入；⑤ 持续监护：（护士 D）连接脉搏氧 SPO_2、3-导联心电监测心率和无创血压。准备药品输入 | 10 |
| | ⑥ 实验室检查：急查血糖、血气分析、血常规、CRP、血型、凝血功能、电解质、肝肾功能、心肌酶；其他检查：心脏超声、胸片、心电图。确定心力衰竭病因 | 5 |
| 病因诊断 | 快速查体和病史询问：医师 A 和医师 B 配合。医师 A：复习病史及检查结果，早产儿、极低体重儿、RDS、UVC 置管；医师 B 查体：休克的体征及心音遥远，心脏超声：心包积液 | 10 |
| | 阻塞性休克诊断明确，准备行心包穿刺抽液（无菌操作） | 4 |
| 初步评估<br>30 分钟 | 其他治疗：纠正低体温、低血糖或高血糖、酸中毒及电解质紊乱 | 6 |
| | 30 分钟后评估：（在评估指标上打√，医师 B 和医师 A 评估）①气道通畅、氧合和通气；②灌注：CRT≤2 秒，脉搏正常，肢端暖，尿量>1 mL/(kg·h)；③血压，或改善；④心率范围；⑤意识 | 10 |
| | 评估休克持续状态（有持续性休克证据，且无液体超负荷指征）需第 2 次扩容（医师 B 和医师 A） | 4 |
| | 考虑第 2 次扩容剂量：20 mL/kg 等渗晶体液，15~20 分钟；同时血管活性药物使用：多巴胺 5~10 μg/(kg·min)，多巴酚丁胺 10 μg/(kg·min)，无效时考虑用肾上腺素 | 2 |
| 特殊处理 | 休克未改善且有恶化，处理措施：（在评估指标上打√）①血管活性药物使用；②检查：胸片，心电图，测量四肢血压，监测导管前后血氧饱和度的差异，心脏超声；③张力性气胸：胸腔穿刺术及引流术；④心包积液、积气：心包穿刺术（B 超引导下）；⑤PPHN：NO 吸入 | 6 |

（续表）

| 项目 | 评估内容 | 评分<br>（100分） |
|---|---|---|
| 治疗1小时评估 | 评估指标打√（医师B）：①心率；②中心及外周脉搏搏动；③皮肤灌注；④酸碱平衡改善（代谢性酸中毒纠正，乳酸水平下降）；⑤神经功能状态改善（痛苦表情、自发运动、对刺激有反应、存在新生儿正常反射）；⑥血压升高 | 6 |
| 总结 | 反馈与质量改进 | 2 |
| 与家长沟通 | 客观地描述病情及抢救措施，预防方案，随访计划 | 4 |
| 急救时间 | 60~90分钟 | 4 |

（郭金珍　张娟　赵小林　林昀）

## 参 考 文 献

[1] 邵肖梅,叶鸿瑁,丘小汕.实用新生儿学[M].5版.北京:人民卫生出版社,2019:727-732.

[2] 欧阳珊,周伟,王萍,等.《儿童、新生儿脓毒性休克血流动力学支持临床实践指南》更新内容解读[J].中华实用儿科临床杂志,2018,33(2):3.

[3] WEISS S L, PETERS M J, ALHAZZANI W, et al. Executive Summary: Surviving Sepsis Campaign International Guidelines for the Management of Septic Shock and Sepsis-Associated Organ Dysfunction in Children [J]. Intensive Care Medicine, 2020, 46(S1): 1-9.

[4] 中国新生儿复苏项目专家组,中华医学会围产医学分会新生儿复苏学组.中国新生儿复苏指南(2021年修订)[J].中华围产医学杂志,2022,25(1):9.

[5] 曹芳,黄华飞,江余明.血氧灌注指数对新生儿休克患儿脏器功能损害程度的预测价值[J].中国妇幼保健,2023,38(08):1411-1415.

[6] 钱晨,丁瑛雪,叶卉初,等.新生儿休克的临床特点及危险因素分析[J].中国医刊,2021,56(09):1013-1016.

# | 第五章 |
# 新生儿病区医院感染暴发应急预案演练

## 一、演练目的

　　新生儿病区是医院感染的高危科室，由于新生儿的免疫系统尚未完全发育，抵抗力较弱，因此一旦发生医院感染，后果往往比较严重。针对新生儿病区医院感染暴发的应对措施包括加强监测、制定并落实工作制度、落实消毒隔离工作、发动全员参与院感预防等。这些措施能够有效地减少医院感染的发生，降低新生儿的感染风险，从而保障新生儿的生命安全和身体健康。为提高新生儿科医护人员对医院感染暴发的防控意识及处理流程，巩固所有医务人员对感染暴发应急处置能力、汇报流程，确保相关科室有能力对感染做出快速反应，积极采取有效的控制措施，防止感染进一步扩大，杜绝新生儿感染事件的暴发，加强医疗机构对新生儿感染防控重视程度，切实落实感控制度，强化院感重点部门、重点环节、重点操作防控，感染暴发后按规定及时报告当地卫生健康行政部门，保证新生儿生命安全及医疗质量安全。根据《医院感染管理规范》《医院感染暴发报告及处置管理规范》，制订预案及组织演练。

## 二、规章制度

### （一）组织管理

医疗机构应遵循《病区医院感染管理规范》（WS/T510）和《医院感染暴发控制指南》（WS/T524）的要求，新生儿病区应成立医院感染管理小组并明确职责，小组成员包括科主任、护士长和医院感染兼职监控医师、护士。

### （二）制定规章制度

新生儿病区应结合本学科特点及医院感染的特点制定医院感染管理相关规章制度和操作流程，并认真落实。

### （三）监督检查

医院感控办公室应对新生儿病区定期开展医院感染管理的培训、监督、检查，及时反馈检查结果，针对存在的问题进行指导，持续改进病区的感染防控工作。

## 三、场景设置

在新生儿病区、NICU 等院感高风险科室开展模拟演练。参加人员组成包括发生医院感染暴发的新生儿科病区医护、微生物化验室、院感染办、护理部、医务科、院长办公室、主管院长等人员。应当明确医院感染管理部门、医院感染管理专（兼）职人员及相关部门医务人员在院感暴发报告及处置工作中的职责，做到分工明确，反应快速，管理规范。在医院应急领导小组的统一领导下，由医教科、感染办、检验科、医疗抢救小组、护理部、药剂科、设备科、总务科有关部门组成应急处理小组，负责医院感染暴发疫情应急处理工作的组织管理、指挥和协调。

## 四、技术要点

### （一）相关概念

1. 医院感染　指患者在医院内获得的感染，包括在住院期间发生的感染和在医院内获得、出院后发生的感染，但不包括入院前已开始或者入院时已处于潜伏期的感染。医院工作人员在医院内获得的感染也属于医院感染。

2. 医院感染暴发　指在医疗机构或其科室的患者中，短时间内发生 3 例以上同种同源感染病例的现象。

3. 疑似医院感染暴发　指在医疗机构或其科室的患者中，短时间内出现 3 例以上临床症候群相似、怀疑有共同感染源的感染病例，或者 3 例以上怀疑有共同感染源或感染途径的感染病例现象。

### （二）院感暴发报告与处置

1. 医院感染暴发报告范围，包括疑似医院感染暴发和医院感染暴发。

2. 医院感染暴发报告管理遵循属地管理、分级报告的原则。

3. 医院感染暴发流行报告流程及时间

（1）在短时间（1 周）内连续发生 3 例及以上同种同源感染病例或 5 例以上疑似医院感染病例。院感领导小组确认后，应当于 12 小时内向所在地县级卫生行政部门报告，并同时向所在地疾病预防控制机构报告。

（2）在短时间（1 周）内连续发生 5 例及以上同种同源感染病例；由于院内感染暴发直接导致患者死亡或导致 3 人以上人身损害后果。由医院应急领导小组组织有关专家论证，经调查核实后，于 12 小时内向所在地县级卫生行政部门和疾病预防控制中心（CDC）报告。

（3）发生 10 例以上的医院感染暴发事件、特殊病原体或者新发病原体的医院感染、可能造成重大公共影响或者严重后果的医院感染等情况，接到科主任报告后，医院应急办公室组织有关专家立即到科室，分析论证疫情，经核实暴发后，于 2 小时内向区级卫生行政部门和 CDC 报告。

# 五、演练案例

## （一）演练流程（图 5-1）

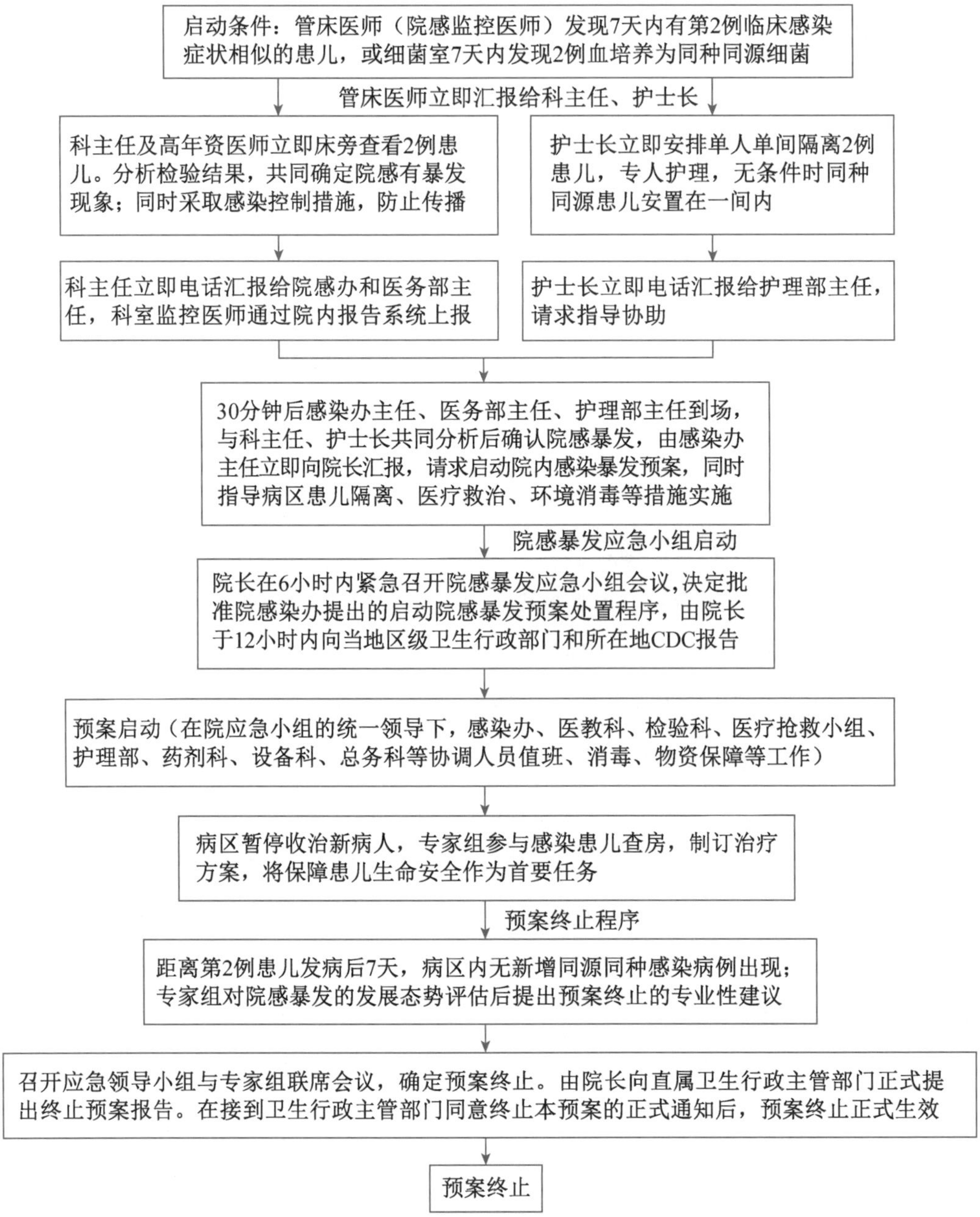

启动条件：管床医师（院感监控医师）发现7天内有第2例临床感染症状相似的患儿，或细菌室7天内发现2例血培养为同种同源细菌

管床医师立即汇报给科主任、护士长

科主任及高年资医师立即床旁查看2例患儿。分析检验结果，共同确定院感有暴发现象；同时采取感染控制措施，防止传播

护士长立即安排单人单间隔离2例患儿，专人护理，无条件时同种同源患儿安置在一间内

科主任立即电话汇报给院感办和医务部主任，科室监控医师通过院内报告系统上报

护士长立即电话汇报给护理部主任，请求指导协助

30分钟后感染办主任、医务部主任、护理部主任到场，与科主任、护士长共同分析后确认院感暴发，由感染办主任立即向院长汇报，请求启动院内感染暴发预案，同时指导病区患儿隔离、医疗救治、环境消毒等措施实施

院感暴发应急小组启动

院长在6小时内紧急召开院感暴发应急小组会议，决定批准院感染办提出的启动院感暴发预案处置程序，由院长于12小时内向当地区级卫生行政部门和所在地CDC报告

预案启动（在院应急小组的统一领导下，感染办、医教科、检验科、医疗抢救小组、护理部、药剂科、设备科、总务科等协调人员值班、消毒、物资保障等工作）

病区暂停收治新病人，专家组参与感染患儿查房，制订治疗方案，将保障患儿生命安全作为首要任务

预案终止程序

距离第2例患儿发病后7天，病区内无新增同源同种感染病例出现；专家组对院感暴发的发展态势评估后提出预案终止的专业性建议

召开应急领导小组与专家组联席会议，确定预案终止。由院长向直属卫生行政主管部门正式提出终止预案报告。在接到卫生行政主管部门同意终止本预案的正式通知后，预案终止正式生效

预案终止

**图 5-1 新生儿病房医院感染暴发应急预案流程**

## （二）案例模拟

NICU 值班医师赵某接到检验科电话报告 17 床血培养今日检出"耐甲氧西林凝固酶阴性表皮葡萄球菌"，该患儿系 29 周早产儿，出生体重 1 200 g，现日龄 21 天，1 天前出现频繁呼吸暂停，已经给予呼吸机辅助通气，对症治疗，考虑 LOS，故送检血培养。联想到 5 天前同病室 21 床，系 28 周早产儿，日龄 14 天，因心率增快（180 次/分）、发热、吃奶差已经诊断为晚发型败血症，血培养提示：耐甲氧西林凝固酶阴性表皮葡萄球菌。短期内发现 2 例可能为同源同种细菌感染患儿，存在潜在院感暴发风险情况，针对这一突发情况进行预演练。（要求：主管医师报告流程，科主任、护士长向上级相关部门汇报流程，同时科室内处置方案，多部门现场确认、处置，商讨及汇报主管院长等，演练至院长召开启动应急联习会议）

## （三）核心知识

1. 制定预案原则　医疗机构发现疑似医院感染暴发时，应遵循"边救治、边调查、边控制、妥善处置"的基本原则。

2. 医院感染暴发处置流程及上报时间　医护定期培训，掌握。

医院感染暴发处置流程评估内容见表 5-1，医院感染暴发应急演练评分见表 5-2。

**表 5-1　医院感染暴发处置流程评估内容**

| 项目 | 评估内容 | 备注 |
|---|---|---|
| 预警阶段 | 管床医师（院感监控医师）短时间内（通常为 1 周）发现有第 2 例临床感染症状相似的患儿，或血培养为同种同源细菌（细菌室报告）感染病例，应及时向科主任报告 | 早发现<br>早汇报<br>早处置 |
| | 上述情况感控医师或主管医师及时上报医院感染办 | 查看院感上报系统 |
| | 科室对院感患儿及时采取治疗及隔离措施 | 现场查看 |
| 确认院感暴发 | 事发科室主任与护士长向院感染办负责人、医务部、护理部及时汇报感染情况 | 向专职人员汇报 |
| | 0.5 小时内相关人员：感染办专职人员，感染办主任，医务部，科主任、护士长、护理部主任及时现场，讨论分析后确认院感暴发 | 现场研判，及时到达 |

（续表）

| 项目 | 评估内容 | 备注 |
|---|---|---|
| 预案启动 | 确认院感后，感染办主任1小时内向医院负责人汇报，请求启动院内感染暴发预案 | 及时汇报 |
| | 医院负责人在6小时内紧急召开院感暴发应急小组会议，集体决定批准院感办提出的启动院感暴发预案 | 医院重视，各职能部门协调 |
| | 医院负责人于12小时内向当地区级卫生行政部门和所在地CDC报告 | 卫生行政部门知晓，便于协调 |
| 确定方案 | 在预案启动后，院感专家组必须在6小时内制订医院感染暴发事件应急处置方案和实施措施 | 制订有效措施，预防感染扩大 |
| 感染控制措施 | 管控措施：评估指标打√<br>控制感染源：隔离患者、医护防护措施（隔离衣、口罩、帽子、手套，面屏）<br>传播途径：粪-口、血液、呼吸道等<br>保护易感人群：保护性隔离，特异性预防保护 | 落实措施 |
| | 流行病学调查：评估指标打√<br>发病地点、人数、人群特征、起始及持续时间、可疑感染源、可疑病原体、可疑传播方式或途径、严重程度等 | 现场流调 |
| | 经验性防控措施：评估指标打√<br>消毒措施：房间、物表、用具<br>隔离措施：患者及密切接触的医护<br>手卫生及防控知识：再次培训 | 科学预防 |
| | 患者救治措施：评估指标打√<br>医疗专家组：专职医疗组（医、护） | 医疗安全保障 |
| | 评价控制效果：评估指标打√<br>1. 1周内不继续发生新发病例<br>2. 新发病例仍持续发生<br>3. 关闭发生暴发的区域，停止接收新入院患者 | 不断改进防控措施 |
| 评价 | 预案参与科室：评估指标打√<br>院感办、医务部、护理部、检验科、药剂科、设备科、后勤部及质控部 | 多科室协调 |
| 预案终止 | 1. 距离本院最后一例医院感染病例的最长潜伏期也无新的病例出现<br>2. 专家组对院感暴发的发展进行评估，提出预案终止建议<br>3. 应急处置领导小组与专家组联席会议，确定预案的终止<br>4. 医院负责人向直属卫生行政主管部门正式提出终止预案的专门报告<br>5. 卫生行政主管部门发布终止预案的正式通知后，预案终止正式生效 | 防控有效 |

表 5-2　医院感染暴发应急演练评分表

| 项目 | 关键步骤 | 评估标准 | 评分（100分） |
|---|---|---|---|
| 预警阶段启动 | NICU 管床医师（院感监控医师）短时间内（通常为1周）发现有第2例临床感染症状相似的患儿，或血培养为同种同源细菌（细菌室报告）感染病例，应及时向科主任报告 | 及时发现报告给科室负责人 | 6 |
| | 科室对院感患儿及时采取治疗及隔离措施 | 隔离措施单间/同种同室 | 4 |
| | 事发科室主任与护士长向院感染办负责人、医务部、护理部及时汇报感染情况 | 及时向上级及院感办汇报 | 4 |
| 确认院感暴发 | 0.5小时内：感染办专职人员，感染办负责人，医务部，科主任、护士长，护理部主任及时到现场，集体讨论分析后，确认院感暴发，疫情1级 | 有关人员及时到达现场确认院感暴发 | 8 |
| | 感染办主任1小时内向主管院长汇报请求启动院内感染暴发预案 | 及时汇报院长 | 4 |
| 预案启动 | 院长在6小时内紧急召开院感暴发应急小组会议，集体决定批准院感办提出的启动院内感染暴发预案 | 及时召开应急会议 | 4 |
| | 医院负责人于12小时内向当地区级卫生行政部门和所在地 CDC 报告 | 12小时向所在地 CDC 汇报 | 4 |
| | 在预案启动后，院感专家组必须在6小时之内制订医院感染暴发事件应急处置方案和实施措施 | 应急处置方案及措施 | 6 |
| 感染控制措施 | 管控措施：控制感染源：隔离患者、医护防护措施（隔离衣、口罩、帽子、手套，面屏）传播途径：粪-口、血液、呼吸道等保护易感人群：保护性隔离，特异性预防保护 | 措施实施 | 10 |
| | 流行病学调查：发病地点、发病人数、发病人群特征、起始及持续时间、可疑感染源、可疑感染病原体、可疑传播方式或途径、事件严重程度等 | 病原学流调 | 6 |
| | 经验性防控措施：消毒措施：房间、物表、用具隔离措施：患者及密切接触的医护人员手卫生及防控知识：再次培训 | 消毒措施 | 6 |

（续表）

| 项目 | 关键步骤 | 评估标准 | 评分（100 分） |
|---|---|---|---|
| 感染控制措施 | 患者救治：医疗救治专家组；专职医疗救治组（医、护） | 临床医疗措施 | 6 |
| | 控制过程评价：<br>1. 1 周内不继续发生新发病例<br>2. 新发病例仍持续发生<br>3. 关闭发生院感暴发的区域，停止接收新入院患者 | 院感控制效果 | 6 |
| | 预案参与科室：评估指标打√<br>院感办、医务部、护理部、检验科、药剂科、设备科、后勤部及质控部 | 多科室协调 | 6 |
| 评价 | 1. 距离本院最后 1 例院感病例最长潜伏期也无新的病例出现<br>2. 专家组对院感暴发的发展进行评估，提出预案终止建议<br>3. 联席会议，确定预案的终止<br>4. 院长向直属卫生行政主管部门正式提出终止预案的专门报告<br>5. 卫生行政主管部门发布终止预案的正式通知后，预案终止正式生效 | 预案终止条件 | 10 |
| 总结 | 经验教训 | 提出整改措施 | 10 |

（郭金珍　李占魁　徐韬）

# 参 考 文 献

[1] 卫生部,国家中医药管理局. 医院感染暴发报告及处置管理规范［EB/OL］. (2009‐7‐20)［2024‐04‐13］. http://www. nhc. gov. cn/wjw/ywfw/201306/ 86ea40d459cd4d4bb26be61d7432ecb2. shtml.

[2] 中华人民共和国国家卫生和计划生育委员会. 病区医院感染管理规范：WS/T 510—2016［S/OL］. (2016‐12‐27)［2024‐04‐13］. https://ebook. chinabuild- ing. com. cn/zbooklib/bookpdf/probation? SiteID = 1&bookID = 123544.

[3] 中华人民共和国国家卫生和计划生育委员会. 医院感染暴发控制指南：WS/T

524—2016［S/OL］.（2016-08-02）［2014-04-13］. http://www. nhc. gov. cn/
ewebeditor/uploadfile/2016/08/20160815113050215. pdf.

［4］国家卫生健康委办公厅.国家卫生健康委办公厅关于进一步加强医疗机构感染
预防与控制工作的通知［EB/OL］.（2019-05-18）［2014-02-13］. http://www.
nhc. gov. cn/yzygj/s7659/201905/d831719a5ebf450f991ce47baf944829. shtml.

［5］张莉.新生儿疾病案例实践［M］.北京:科学技术文献出版社 . 2021.

［6］李丽娟,赵丹洋,黄雪敏,等.全球新生儿医院感染暴发事件数据分析［J］.中华医
院感染学杂志,2020,30(18):2859-2863.

# 第六章

# 新生儿气胸急救团队演练

## 一、演练目的

新生儿气胸急救是新生儿科医师必备的临床急救技能。危重新生儿的气胸并不罕见，对于张力性气胸，如果不能及时穿刺气体引流，会导致严重的呼吸窘迫、低氧血症，新生儿病死的风险明显增加。新生儿发生气胸时其临床表现和气胸的严重程度有关，对于需要紧急胸腔穿刺的大量气胸，临床医师必须做到快速识别和急救，以减少气体对于肺脏和心脏压迫导致的新生儿发绀、呼吸困难、低氧血症乃至心搏骤停的风险。在新生儿复苏的基础上，新生儿医护团队的每个人都应接受特殊情况下的复苏培训，其中包括气胸急救。经过团队训练，能够保持熟练的气胸评估、紧急胸腔穿刺、与之配合的正压通气、气管插管、胸外按压和脐静脉置管技能；紧急情况下良好的团队合作、闭环式沟通技能、团队分工和急救后复盘讨论。本演练目的是能对气胸危重新生儿进行快速识别和判断，灵活应用气管插管术、胸腔穿刺术。

## 二、规章制度

作为新生儿急救快速反应团队，需要严格执行《新生儿复苏工作制度》《首诊负责制度》《危重病人抢救制度》《NICU 工作制度》等基本制度。相关制度如前所述，本章不再赘述。

## 三、场景设置

新生儿气胸可以发生在任何场景下，最多见的是在 NICU，其次是在产房或手术室分娩现场，也会出现在母婴同室病房、普通新生儿病房或转运途中。在不同场景下模拟新生儿气胸团队抢救演练，参加人员不同，原则上都由新生儿科医师主导，参与复苏急救演练的人员有新生儿科医师、新生儿科护士、产科医师、助产士、麻醉医师、手术室护士，必要时包括影像科和超声科工作人员等。可以根据具体情况，灵活设置不同的案例，如产房分娩时新生儿气胸的抢救，新生儿辅助通气过程中发生的气胸抢救等。

除复苏演练需准备的物品（复苏常规用品，详见第一章）之外，还需准备胸腔穿刺包，并重点检查胸腔穿刺套管针。准备物品包括胸腔穿刺用弹簧套针导管（如无，可以选用 18G 一次性防针刺静脉留置针代替）、三通开关、20 mL 注射器、1% 利多卡因、常规消毒用品、无菌巾、纱布、胶布等。

## 四、技术要点

本章节团队急救工作的能力目标，要求掌握以下技术：①掌握新生儿气胸的概念、高危因素和临床表现；②掌握新生儿气胸的快速识别和判断；③要求气管插管术在快速反应团队中完全准确落实；④掌握复杂复苏中的重要技能——胸腔穿刺术；⑤掌握新生儿气胸行胸腔穿刺术后医护管理要点。（表 6-1，表 6-2，图 6-1）

**表 6-1　新生儿气胸急救技术要点**

| 要点 | | 知识技能 |
|---|---|---|
| 基本理论 | 气胸概念 | 指新生儿胸膜腔内蓄积有气体，大多是气体从纵隔气肿或胸膜下大疱破裂逸入胸膜腔所造成 |
| | 高危因素 | 复苏时的正压通气、辅助通气、羊水Ⅲ度污染、RDS、MAS、肺炎、肺不张、肺发育不良、早产儿、新生儿胸部外科手术、外伤等多种因素 |
| | 临床表现 | 少量气胸可能无症状或仅有轻度呼吸窘迫。如气胸量大，导致严重呼吸窘迫、青紫、$SPO_2$ 下降及心动过缓，严重者会表现为张力性气胸 |
| | 胸穿概念 | 胸腔穿刺是指用消毒过的针经皮肤、肋间组织、壁层胸膜穿刺进入胸膜腔的操作 |
| 快速识别 | 诊断要点 | 1. 突发严重呼吸困难及心动过缓，或对复苏反应效果不佳<br>2. 查体：视诊患者胸腔饱满隆起，听诊患侧呼吸音减弱<br>3. 床旁快速诊断：胸壁透光试验阳性<br>4. 辅助检查：胸部 X 线可见气胸影 |
| 快速气管插管 | 重要性 | 1. 大量气胸患儿突发严重呼吸困难和（或）心动过缓，需即刻气管插管正压通气保持肺部膨胀，同时紧急胸腔穿刺排气<br>2. 延迟的气管插管正压通气和胸穿均可增加死亡的风险 |
| | 指征 | 严重呼吸困难、呼吸暂停或低氧血症需要立即改善症状者 |
| | 器械准备 | 除复苏常规用品之外，需备胸腔穿刺包，并重点检查胸腔穿刺的套管针 |
| | 人员安排 | 优先由团队里最熟练气管插管的人完成，但团队急救演练训练时要求医师轮流操作，以保证技术的同质化 |
| | 快速插管 | 气管插管尽量在 20~30 秒内完成 |
| 胸腔穿刺术 | 适应证 | 呼吸状况恶化或血流动力学受影响时，需紧急行胸腔穿刺 |
| | 人员 | 由现场掌握胸腔穿刺术的医师穿刺，助手配合共同完成 |
| | 操作步骤 | 1. 体位：患儿置仰卧位，选取穿刺点，消毒、铺巾 |
| | | 2. 定位：穿刺点在第 2 肋间锁骨中线上或腋前线第 4 肋间下一肋的上缘<br>注意点：乳头是第 4 肋间的标记，切记肋间神经、动静脉位于肋骨的下缘，穿刺针应沿肋骨的上缘刺入 |
| | | 3. 穿刺：将注射器、三通开关与针头连接后在穿刺点沿着肋骨上缘向内侧与平面成 45°进针（如情况允许，可局部麻醉或镇痛），进针至有落空感时即提示进入胸膜腔，抽吸有气体抽出，通过三通开关分次抽出气体<br>注意点：注意进针深度以防止刺入过深损伤肺组织 |
| | 评估 | 1. 患儿症状是否缓解？<br>2. 是否需要持续引流？（若是，则接闭式引流） |

（续表）

| 要点 | | 知识技能 |
|---|---|---|
| 胸腔穿刺术 | 并发症预防及处理 | 1. 感染：严格无菌操作有助于减少感染 |
| | | 2. 出血：要求术前确认各标志以免损伤 |
| | | 3. 神经损伤：从肋骨的上缘进针可避免肋间神经的损伤 |
| | | 4. 肺损伤：避免过度用力强行进针 |
| 急救后管理要点 | 转入NICU | 在任何场景下，气胸行胸腔穿刺术的新生儿都建议转入NICU进行生命体征的密切监测和后续治疗 |
| | 监护评估 | 1. 呼吸：判断患儿呼吸状况，需要行X线片和血气分析，维持适当氧合和通气，必要时使用机械通气等。对于持续气漏的新生儿，给予持续胸腔闭式引流<br>2. 循环：判断患儿是否存在低血压、持续肺动脉高压等。监测血压、心率、$SPO_2$，必要时给予扩容和血管活性药物，PPHN的患儿必要时NO吸入治疗 |
| | 交接班 | 气胸患儿易发生突然病情变化，重点交接班，做好后续管理 |
| | 医患沟通 | 做好医患沟通，签署各类医疗文书和知情同意文书 |

表6-2 新生儿气胸团队急救演练案例评估表

| 项目 | 案例场景 | 评估内容 | 评分（100分） |
|---|---|---|---|
| 快速反应 | 新生儿突发呼吸费力/青紫 | 接诊医护人员即刻判断患儿病情危重需要急救、立即呼叫 | 5 |
| | | 入抢救单元、连监护仪、清理气道并开始常压吸氧 | 5 |
| 快速判断 | 气胸高危因素+临床表现 | 快速询问患儿病史 | 2 |
| | | 询问患儿症状、快速查体 | 3 |
| | | 判读是否需要气管插管及后续急救 | 5 |
| 清理气道气管插管+正压通气 | 患儿青紫明显呼吸不稳定 | 清理气道 | 2 |
| | | 快速气管插管（20~30秒） | 5 |
| | | 开始正压通气 | 3 |

（续表）

| 项目 | 案例场景 | 评估内容 | 评分（100分） |
|---|---|---|---|
| 胸腔穿刺术 | 判断气胸，需要胸腔穿刺团队合作完成胸腔穿刺术 | 判断存在气胸，决策需要胸穿 | 5 |
| | | 一线医师快速谈话沟通 | 5 |
| | | 摆正体位，定位，消毒，铺巾 | 5 |
| | | 正确胸穿、穿刺抽气 | 5 |
| | | 固定胸腔穿刺管 | 5 |
| | | 继续监护生命体征，并记录 | 5 |
| 胸外按压 | 如达到胸外按压指征（有效通气60秒后心率<60次/分），给予胸外按压 | 判读需要胸外按压 | 2 |
| | | 气管插管正压通气+胸外按压 | 5 |
| | | 评估抢救效果（心率，$SPO_2$） | 3 |
| 肾上腺素 | 如达到肾上腺素指征，给药 | 途径：中心静脉/骨髓穿刺 | 5 |
| | | 诊断给予肾上腺素剂量 | 5 |
| 抢救效果判断 | $SPO_2$明显上升，呼吸困难/青紫明显缓解，心率>100次/分 | $SPO_2$是否明显上升？呼吸困难/青紫是否明显缓解？ | 5 |
| | | 是否现在连接呼吸机？是否即刻复查胸片？是否需要转运至NICU？ | 5 |
| 抢救复盘 | 完成抢救后，患儿生命体征稳定时 | 领头人带领团队进行抢救复盘总结经验 | 3 |
| | | 每个小组成员发表意见 | 2 |
| 医患沟通抢救记录 | 患儿生命体征稳定 | 规范完成抢救记录 | 3 |
| | | 医患沟通，人文关怀 | 2 |

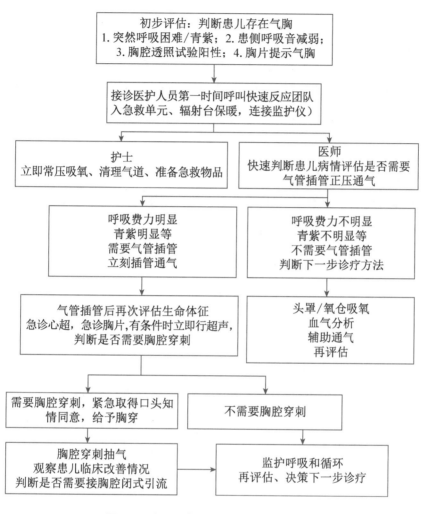

图 6-1 新生儿气胸团队急救演练流程图

## 五、演练案例

### （一）案例

**案例一：**新生儿科住院医师夜班时 NICU 急诊转入一青紫新生儿，"40 周，羊水Ⅲ°污染，出生有活力，Apgar 9-10-10，出生后 15 分钟出现气促、呻吟，转入NICU，入室 SPO$_2$ 65%~75%，呼吸费力"的典型病例。在 NICU 真实环境中进行，要求三级医师和值班护士参加。

案例二：新生儿科住院医师，产房/手术室新生儿复苏现场，"32周，1.5 kg，出生后青紫、呼吸暂停，球囊面罩加压通气无效，给予气管插管球囊正压通气，患儿$SPO_2$升至90%，插管后5分钟患儿突然出现呼吸困难加重伴严重青紫，$SPO_2$ 65%~75%"。在产房/手术室真实环境中进行，要至少两级医师和值班助产士、护士参加。

案例三：新生儿科的值班医师，值班时护士呼叫："35周，2.5 kg，呼吸窘迫综合征患儿在CPAP下突然出现呼吸困难加重伴严重青紫，$SPO_2$ 65%~70%，提高氧浓度青紫无改善，呼吸困难和青紫进行性加重"。新生在儿科真实环境中进行，要至少两级医师和值班助产士、护士参加。

## （二）示范演练（以案例一为示范）

1. 人员组成

新生儿科医师（一线医师A、二线医师B、三线医师C）。

新生儿科护士（一线护士A、一线护士B、二线护士C）。

参加演练医护人员：主任医师、主治医师、总住院医师、住院医师、进修医师、责任护师、值班护士。

观摩演练医护人员：科主任、副主任医师、护士长、主管护师。

2. 场景　NICU病房

（1）演练内容：NICU急救（快速识别+气管插管+胸腔穿刺术）。

演练病例：40周，羊水Ⅲ°污染，出生有活力，Apgar评分9-10-10，出生后15分钟出现气促、呻吟，急转入NICU，入室时$SPO_2$ 65%~75%，呼吸费力。

（2）演练过程：

1）初步急救：青紫患儿入室，一线医师急救呼叫医护人员；一线护士A配合入急救单元、辐射台保暖，连接监护仪，常压吸氧，准备静脉通路；二线医师指挥给予清理气道，立即展开病情评估。二线医师指挥同时呼叫急诊床旁胸片、急诊床旁心超检查。

2）气管插管术：二线医师判断患儿是否需要气管插管，判断是否需要胎粪吸引管吸引，抢救车是否及时到位，自动充气式气囊是否正常，喉镜是否亮，选择正确管径，判断插管是否正确，呼吸机是否连接好管道处于备用状态，呼吸机初调参数，是否掌握床头急诊拍片的指征。

患儿 40 周，羊水Ⅲ°污染，出生有活力，Apgar 评分 9-10-10，出生后 15 分钟出现气促、呻吟，急转入 NICU，入室时 $SPO_2$ 65%~75%，呼吸费力。目前低氧血症明显，羊水Ⅲ°污染，气胸风险大，不适合无创辅助通气。

评估：有气管插管指征。决策：给予气管插管，机械通气。

一线护士 B 立刻推来抢救车，三线医师指挥，一线医师准备气管插管物品（60秒）并完成气管插管术（20秒），给予球囊正压通气，二线医师准备呼吸机设置初调参数（5 分钟），三线医师听诊判断气管插管位置，双肺呼吸音不对称，考虑不排除气胸，此时床旁 X 线到位，连接高频呼吸机，拍摄胸片（3 分钟）。

3）胸腔穿刺术：是否掌握胸腔穿刺术指征，穿刺位置是否正确，穿刺深度是否正确，穿刺管固定是否良好等。

床旁胸片已拍（图 6-2），三线医师阅片评估：右侧大量气胸，心脏向左移位。决策：立即开始胸腔穿刺引流［气胸时，穿刺点位于腋前线第 4 肋间或锁骨中线第 2 肋间（图 6-3）］。消毒铺巾后，二线医师开始在右侧锁骨中线第 2 肋间隙穿刺抽气，间断抽出 120 mL 空气，此时患儿肤色转红，$SPO_2$ 上升至 95%（10 分钟）。连接高频呼吸机，机械通气，复查胸片右侧气胸明显好转，心脏位置恢复正常。

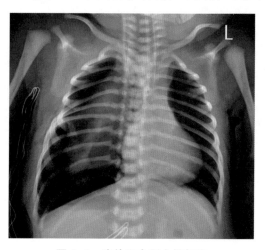

**图 6-2　胸片见右侧大量气胸**

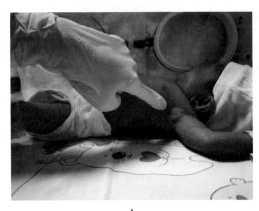 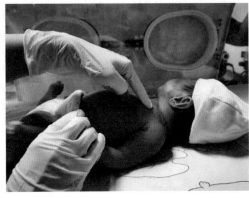

A                B

**图 6-3　气胸时，穿刺点位于腋前线第 4 肋间(A)或锁骨中线第 2 肋间(B)**

4）其他：无菌操作、团队协作、医护配合、急救记录。

5）患儿情况趋于稳定，三线医师带领团队复盘。

新生儿气胸团队急救演练案例评估表见表 6-3。

**表 6-3　新生儿气胸团队急救演练案例评估表(案例一)**

| 项目 | 案例场景 | 评估内容 | 评分<br>(100 分) |
|---|---|---|---|
| 快速反应 | SPO₂ 65%~75%，呼吸费力 | 即刻判断患儿病情危重，需要急救，接诊人员大声呼叫 | 5 |
| | | 入抢救单元、暖箱保暖，连监护仪 | 5 |
| 快速判断和处理 | 足月、单胎、胎儿宫内窘迫，羊水Ⅲ度污染<br>无其他合并症<br>患儿青紫明显<br>呼吸不稳定 | 快速询问患儿病史 | 2 |
| | | 询问患儿症状，完成快速查体 | 3 |
| | | 启动新生儿急救流程<br>护士 A 立即开始常压吸氧<br>一线医师准备正压通气 | 5 |
| 清理气道<br>正压通气<br>气管插管 | 患儿羊水Ⅲ度污染，目前胸廓起伏不明显 | 考虑气管插管抽吸胎粪<br>一线医师和护士 A 合作完成气管插管，抽吸胎粪 | 2 |
| | 胸廓无起伏<br>心率：80 次/分 | 一线医师球囊正压通气 | 3 |
| | 胸廓无起伏<br>心率 40 次/分 | 二线医师达到，判断需要气管插管<br>30 秒内完成气管插管，正压通气 | 5 |

（续表）

| 项目 | 案例场景 | 评估内容 | 评分（100分） |
|---|---|---|---|
| 胸外按压 | 胸廓有起伏<br>心率 50 次/分 | 判断是否需要胸外按压 | 2 |
| | | 二线医师继续通气，一线医师配合胸外按压 | 8 |
| 肾上腺素 | 有效正压通气+胸外按压 60 秒后，心率依然<60 次/分 | UVC 置管 | 5 |
| | | 给予肾上腺素 | 5 |
| 胸腔穿刺术 | 胸廓有起伏，心率 50 次/分，听诊右肺呼吸音低<br>胸片：右侧大量气胸 | 三线医师到达，考虑右侧气胸，急诊透照实验/急诊胸片，决策需要立即行右侧胸腔穿刺术 | 5 |
| | | 一线医师快速谈话沟通 | 5 |
| | | 摆正体位，定位穿刺点于第 2 肋间锁骨中线上，消毒、铺巾 | 5 |
| | | 置管在穿刺点沿着肋骨上缘向内侧与平面成 45° 进针，抽气使用三通抽气 | 5 |
| | | 固定胸腔穿刺管 | 5 |
| | | 护士监护生命体征，做好记录 | 5 |
| 抢救效果判断 | $SPO_2$ 上升至 90%，呼吸困难明显缓解 | $SPO_2$ 明显上升，青紫缓解 | 5 |
| | | 连接呼吸机，复查胸片 | 5 |
| 抢救复盘 | 患儿在机械通气中生命体征稳定 | 三线医师带领团队进行抢救复盘，总结经验 | 3 |
| | | 每个小组成员发表意见 | 2 |
| 医患沟通抢救记录 | 患儿在机械通气中生命体征稳定 | 做好医患沟通和人文关怀 | 5 |
| | | 记录抢救过程并检查 | 5 |

（张莉　徐韬）

## | 第七章 |
# 新生儿胸腔积液急救团队演练

一、演练目的

　　新生儿胸腔积液急救是新生儿科医师必备的临床急救技能。新生儿的大量胸腔积液并不罕见，可以发生在胎儿水肿/胸腔积液延续，也可以在新生儿疾病救治过程中发生，如果不能及时穿刺液体引流，会导致严重的呼吸窘迫，低氧血症，新生儿死亡的风险明显增加。新生儿胸腔积液时其临床表现与积液的量有关，对于需要紧急胸腔穿刺的大量胸腔积液，临床医师必须做到快速识别和急救，以减少液体对于肺脏和心脏压迫导致的新生儿发绀、呼吸困难、低氧血症乃至心搏骤停的风险。在新生儿复苏的基础上，新生儿医护团队的每个人都应接受特殊情况下的复苏培训，其中包括胸腔积液团队急救。经过团队训练，能够保持熟练的评估、胸腔穿刺抽液、与之配合新生儿复苏技能，紧急情况下良好的团队合作、闭环式沟通技能、团队分工和急救后复盘讨论。本演练的目的是对发生大量胸腔积液的危重新生儿进行快速识别和判断及灵活应用胸腔穿刺术，推荐使用床旁 B 超来判断积液和引导胸腔积液穿刺。

## 二、规章制度

作为新生儿急救快速反应团队，需要严格执行《新生儿复苏抢救制度》《产儿科合作制度》《首诊负责制度》《危重病人抢救制度》等基本制度，见前面章节描述。相关制度如前所述，本章不再赘述。

## 三、场景设置

新生儿胸腔积液可以发生在任何场景下，最危急的情况发生在胎儿水肿/大量胸腔积液分娩现场，其次是在新生儿科或急诊室等。在不同场景下模拟新生儿胸腔积液团队抢救演练，参加人员不同，原则上都由新生儿科医师主导。参与复苏急救演练的人员有新生儿科医师、新生儿科护士、产科医师、助产士、麻醉医师、手术室护士，必要时包括影像科、超声科人员等，有些医院也会有胸外科医师参与。可以根据具体情况，灵活设置不同的案例，如产房分娩时胎儿水肿、新生儿大量胸腔积液无法建立有效通气时的抢救，NICU中新生儿合并胸腔积液导致呼吸困难的抢救等。

复苏演练需准备的物品是胸腔穿刺包，重点检查用于胸腔穿刺抽液的套管针。

## 四、技术要点

本章节团队急救工作的能力目标，要求掌握以下技术：①掌握新生儿胸腔积液的概念、高危因素和临床表现；②掌握新生儿胸腔积液的快速识别和判断；③要求气管插管术在快速反应团队中完全准确落实；④掌握复杂复苏中的重要技能——胸腔穿刺术；⑤掌握新生儿胸腔积液行胸腔穿刺术后的医护管理要点。（表7-1，图7-1，表7-2）

表 7-1 新生儿胸腔积液急救技术要点

| 要点 | | 知识技能 |
|---|---|---|
| 基本理论 | 胸腔积液概念 | 以新生儿胸膜腔内病理性液体积聚为特征的一种临床症候。可作为胎儿胸腔积液的延续，也可以在疾病发展过程中产生 |
| | 高危因素 | 胎儿水肿、先天性乳糜胸、PICC 导管异位导致乳糜胸、新生儿水肿、毛细血管渗漏综合征、外科术后等 |
| | 临床表现 | 少量胸腔积液可能无症状或仅有轻度呼吸窘迫<br>大量胸腔积液会导致严重呼吸困难、青紫及心动过缓 |
| 快速识别 | 诊断要点 | 1. 新生儿存在高度水肿，或产前/产后检查提示的胸腔积液<br>2. 自主呼吸受影响，轻者呼吸困难，重者胸廓起伏不明显，存在青紫或心动过缓，对复苏反应效果不佳<br>3. 查体：听诊患侧呼吸音减弱<br>4. 床旁检查：胸部 X 线或肺部超声可见胸腔积液表现 |
| 快速气管插管术 | 重要性 | 1. 大量胸腔积液会发生严重呼吸困难和(或)心动过缓，需即刻气管插管正压通气保持肺部膨胀，同时紧急胸腔穿刺排气<br>2. 延迟的气管插管正压通气和胸穿均可增加死亡的风险 |
| | 指征 | 严重呼吸困难、呼吸暂停，或低氧血症需要立即改善症状者 |
| | 器械准备 | 除复苏常规用品之外，需要准备胸腔穿刺包，并重点检查用于胸腔穿刺的套管针 |
| | 人员安排 | 优先由团队里最熟练气管插管的人完成，但团队急救演练训练时要求医师轮流操作，以保证技术的同质化 |
| | 快速插管 | 气管插管尽量在 20~30 秒内完成 |
| 胸腔穿刺术 | 适应证 | 呼吸状况恶化或血流动力学受影响时，需紧急行胸腔穿刺 |
| | 人员 | 由现场掌握胸腔穿刺术的医师穿刺，助手配合共同完成 |
| | 操作步骤 | 1. 体位：患儿置仰卧位，选取穿刺点，消毒、铺巾 |
| | | 2. 定位：液体引流应以腋后线第 5 肋间或第 6 肋间为导管穿刺点。注意：乳头是第 4 肋间的标记，切记肋间神经、动静脉位于肋骨的下缘，穿刺针应沿肋骨的上缘刺入 |
| | | 3. 穿刺：将注射器、三通开关与针头连接后在穿刺点沿肋骨上缘向内侧与平面成 45°进针(情况允许可局部麻醉或镇痛)，进针至有落空感时即提示进入胸膜腔，抽吸有液体抽出，通过三通开关分次抽出液体<br>注意点：注意进针深度以防止刺入过深损伤肺组织 |
| | 评估 | 1. 患儿症状是否缓解?<br>2. 是否需要接胸腔引流? |
| | 并发症预防及处理 | 1. 感染：严格无菌操作有助于减少感染<br>2. 出血：要求术前确认各标志以免损伤<br>3. 神经损伤：从肋骨的上缘进针可避免肋间神经的损伤<br>4. 肺损伤：避免过度用力强行进针 |

（续表）

| 要点 | | 知识技能 |
|---|---|---|
| 急救后管理要点 | 转入 NICU | 在任何场景下，气胸行胸腔穿刺术的新生儿都建议转入 NICU 进行生命体征的密切监测和后续治疗 |
| | 监护评估 | 1. 呼吸：判断患儿呼吸状况，需要行 X 线片和血气分析、维持适当氧合和通气，必要时使用机械通气等。对于持续气漏的新生儿，给予持续胸腔闭式引流<br>2. 循环：判断患儿是否存在低血压、持续肺动脉高压等。监测血压、心率、SPO$_2$，必要时给予扩容和血管活性药物，PPHN 的患儿必要时 NO 吸入治疗 |
| | 交接班 | 气胸患儿易发生突然病情变化，重点交接班，做好后续管理 |
| | 医患沟通 | 做好医患沟通，签署各类医疗文书和知情同意文书 |

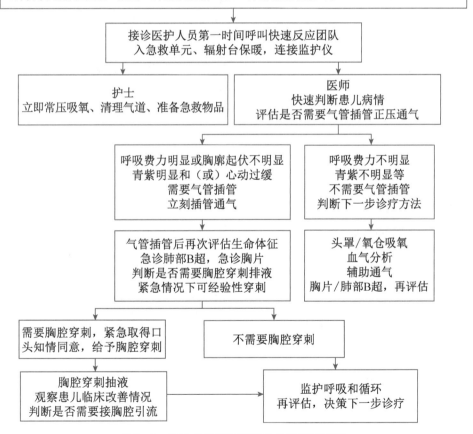

初步评估：判断患儿存在胸腔积液
1. 新生儿存在高度水肿，或产前/产后辅助检查提示的胸腔积液
2. 自主呼吸受影响，呼吸困难或胸廓起伏不明显，青紫或心动过缓，对复苏反应效果不佳
3. 查体：听诊胸腔积液患侧呼吸音减弱
4. 床旁快速辅助检查：胸部X线或肺部超声明显可见胸腔积液表现

接诊医护人员第一时间呼叫快速反应团队
入急救单元、辐射台保暖，连接监护仪

护士
立即常压吸氧、清理气道、准备急救物品

医师
快速判断患儿病情
评估是否需要气管插管正压通气

呼吸费力明显或胸廓起伏不明显
青紫明显和（或）心动过缓
需要气管插管
立刻插管通气

呼吸费力不明显
青紫不明显等
不需要气管插管
判断下一步诊疗方法

气管插管后再次评估生命体征
急诊肺部B超，急诊胸片
判断是否需要胸腔穿刺排液
紧急情况下可经验性穿刺

头罩/氧仓吸氧
血气分析
辅助通气
胸片/肺部B超，再评估

需要胸腔穿刺，紧急取得口头知情同意，给予胸腔穿刺

不需要胸腔穿刺

胸腔穿刺抽液
观察患儿临床改善情况
判断是否需要接胸腔引流

监护呼吸和循环
再评估，决策下一步诊疗

图 7-1　新生儿胸腔积液团队急救演练流程

**表7-2　新生儿胸腔积液团队急救演练案例评估表**

| | 案例场景 | 评估内容 | 评分（100分） |
|---|---|---|---|
| 快速反应 | 胎儿胸腔积液或新生儿呼吸困难/暂停青紫 | 询问病史，判断胎儿/新生儿病情危重，需要急救，立即呼叫，组建团队 | 5 |
| | | 入抢救单元、连监护仪、清理气道并开始常压吸氧 | 5 |
| 快速判断 | 胸腔积液高危因素+临床表现 | 判断症状，快速查体 | 5 |
| | | 判读是否需要气管插管正压通气 | 5 |
| 正压通气+气管插管 | 患儿青紫明显呼吸不稳定 | 快速准确气管插管（20~30秒） | 5 |
| | | 开始正压通气 | 5 |
| 胸腔穿刺术 | 判断胸腔积液存在决策并完成胸腔穿刺 | 判断存在胸腔积液，决策需要胸穿 | 5 |
| | | 一线医师快速谈话沟通 | 5 |
| | | 摆正体位，定位，消毒，铺巾 | 5 |
| | | 正确胸腔穿刺，穿刺抽液 | 5 |
| | | 固定胸腔穿刺管 | 5 |
| | | 继续监护生命体征，并记录 | 5 |
| 胸外按压 | 如果达到胸外按压指征，给予胸外按压 | 判断需要胸外按压 | 2 |
| | | 气管插管正压通气+胸外按压 | 5 |
| | | 评估抢救效果（心率，SPO₂） | 3 |
| 肾上腺素 | 如果达到肾上腺素给药指征，给药 | 途径：中心静脉/骨髓穿刺 | 5 |
| | | 肾上腺素剂量 | 5 |
| 抢救效果判断 | 完成抢救后，患儿生命体征尚不平稳时 | $SPO_2$是否明显上升？呼吸困难/青紫是否明显缓解 | 5 |
| | | 是否现在连接呼吸机？是否需要即刻复查超声？是否需要转运至NICU | 5 |
| 抢救复盘 | 完成抢救后患儿生命体征稳定时 | 领头人带领团队抢救复盘总结经验 | 3 |
| | | 每个小组成员发表意见 | 2 |
| 医患沟通抢救记录 | 患儿生命体征稳定 | 医患沟通，人文关爱 | 2 |
| | | 规范记录抢救过程 | 3 |

## 五、演练案例

### （一）案例

案例一：新生儿科住院医师，值夜班时 NICU 急诊转入一青紫新生儿，39 周，孕期 B 超提示胎儿双侧胸腔积液，Apgar 6-7-7，出生后给过面罩正压通气，目前出生后 15 分钟，患儿呼吸费力伴有青紫，常压吸氧下转入 NICU，入室 $SPO_2$ 75%。胸片见图 7-1，在 NICU 真实环境中进行，要求三级医师和值班护士参加。

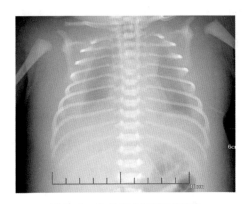

**图 7-1　胸片见双侧胸腔积液**

案例二：新生儿科住院医师，产房/手术室新生儿复苏现场，外院发现胎儿水肿和右侧胸腔积液 1 周，宫内转运至本院。目前胎龄 35 周，产科紧急剖宫产娩出，出生体重 3.3 kg，出生后青紫、呼吸暂停，球囊面罩加压通气无效，你给予了气管插管球囊正压通气，患儿 $SPO_2$ 无明显上升，胸廓起伏不明显，依然伴严重青紫，$SPO_2$ 65%~75%。在产房/手术室真实环境中进行，要至少两级医师和值班助产士、护士参加。

案例三：新生儿科的值班医师，值班时护士呼叫"29 周，1.3 kg，VLBW 患儿，出生后 19 天，已经离开无创辅助通气 1 周，目前 PICC（右上肢穿刺）静脉营养补液中，夜班出现呼吸困难伴青紫，检测 $SPO_2$ 70%，患儿皮肤发花，提高氧浓度青紫无改善，症状进行性加重，出现呼吸暂停 1 次。新生儿科真实环境中进行，要至少两级医师和值班助产士或护士参加。

## （二）示范演练（以案例二为示范）

1. 人员组成

新生儿科医师（一线医师、二线医师）

分娩现场人员（手术室护士 A、手术室护士 B）

2. 场景　NICU 病房

（1）演练内容：手术室急救（快速识别+气管插管+胸腔积液胸腔穿刺术）。

演练病例：外院发现胎儿水肿和右侧胸腔积液 1 周，宫内转运至本院。目前胎龄 35 周，产科紧急剖宫产娩出，出生体重 3.3 kg，出生后青紫、呼吸暂停，球囊面罩加压通气无效，你给予了气管插管球囊正压通气，患儿 $SPO_2$ 无明显上升，胸廓起伏不明显，依然伴严重青紫，$SPO_2$ 65%～75%。

（2）演练过程：

1）产前咨询、组建团队、物品准备：新生儿科提前到达分娩现场，进行产前咨询，组建团队，新生儿科一线医师呼叫二线医师到场，护士 A 配合准备急救物品、辐射台保暖，准备监护仪及所有的复苏物品，准备胸腔穿刺包，检查胸穿针在备用状态。（有条件时呼叫床旁 B 超人员提前到场，并打开超声机器，准备好探头）产前向家长告知病情和风险，取得胸腔穿刺的知情同意签字。

2）初始复苏：新生儿娩出，护士 A 接患儿到辐射台保暖，一线医师快速评估，初始复苏，保暖，摆正体位，清理气道，评估需要正压通气，立即开始正压通气。护士 B 留好脐动脉血气标本。

3）气管插管：一线医师正压通气 30 秒评估无明显胸廓起伏，二线医师决策考虑到患儿水肿有胸腔积液，判断需要气管插管，不再矫正通气浪费时间。新生儿一线医师快速气管插管正压通气（20～30 秒）。此时护士 B 已准备好胸腔穿刺所有物品。

4）胸腔穿刺抽液：二线医师开始右侧胸腔穿刺置管，护士 B 协助抽液，实时病情评估［胸腔积液时穿刺点位于腋后线第 5 肋间或第 6 肋间（图 7-2），有条件时 B 超医师快速超声检查，在超声引导下穿刺］。消毒铺巾后，二线医师开始在右侧腋后线5~6肋间隙穿刺抽液，间断抽出 80 mL 液体，此时患儿肤色转红，$SPO_2$ 上升至95%。一线医师此时继续正压通气，并观察心率和 $SPO_2$ 变化。

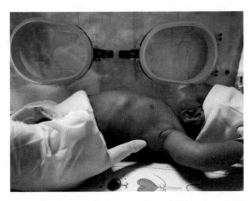

**图7-2　胸腔积液时穿刺点位于腋后线第5肋间或第6肋间**

5）穿刺后稳定和转运：二线医师评估患儿 HR 稳定在 100~120 次/分，$SPO_2$ 稳定在90%左右，自主呼吸恢复中，但不强。二线医师评估患儿需要转入 NICU 进一步治疗。固定气管插管，固定胸腔穿刺管，准备放入转运暖箱，继续正压通气下转入 NICU。

6）其他：注意无菌操作、团队协作、医护配合、完成急救记录。患儿情况趋于稳定，三线医师带领大家开始复盘，首先指出本例复苏抢救的特点，其次指出复苏的优点和不足，团队成员提出问题并讨论，指出持续改进措施。

（3）演练效果评价及发现问题：

1）总体评价：抢救单元和设备是否处于功能位，医护抢救团队能否迅速到场，配合是否默契，气管插管术和胸腔穿刺术是否及时、准确、有效。

2）复苏中的不足和解决方案。

案例二新生儿胸腔积液团队急救演练案例评估见表7-3。

**表7-3　新生儿胸腔积液团队急救演练案例评估表（案例二）**

| 案例场景 | | 评估内容 | 评分（100分） |
|---|---|---|---|
| 快速反应 | 病史：胎儿水肿和右侧胸腔积液 1 周，胎龄 35 周，产科计划紧急剖宫产娩出 | 新生儿科提前到达分娩现场，进行产前咨询，组建团队，准备物品 | 5 |
| | | 产前向家长告知病情风险，取得胸腔穿刺的知情同意签字<br>初步复苏，判断呼吸、心率，连接 $SPO_2$ | 5 |

（续表）

| | 案例场景 | 评估内容 | 评分（100分） |
|---|---|---|---|
| 快速判断 | 胸腔积液高危因素+临床表现 | 判断症状，快速查体 | 5 |
| | | 判断是否需要气管插管 | 5 |
| 气管插管+正压通气 | 患儿呼吸不稳定和（或）循环不稳定 | 快速准确气管插管（20~30秒） | 5 |
| | | 开始正压通气 | 5 |
| 胸腔穿刺 | 判断胸腔积液存在，决策并完成穿刺抽液 | 判断胸腔积液存在，决策需要胸腔穿抽液 | 5 |
| | | 一线医师快速谈话（此处产前完成同样得分） | 5 |
| | | 摆正体位，定位腋后线第5肋间或第6肋间为穿刺点，消毒，铺巾 | 5 |
| | | 正确胸穿，穿刺抽液胸穿穿刺抽液，置管在穿刺点沿着肋骨上缘向内侧与平面成45°进针，在肺超引导下完成 | 5 |
| | | 抽液置管成功，使用三通抽液 | 5 |
| | | 继续监护生命体征，并记录 | 5 |
| 胸外按压 | 抽液成功，通气时胸廓有起伏，但心率50次/分，有胸外按压指征，给予胸外按压 | 气管插管正压通气+胸外按压 | 5 |
| | | 评估抢救效果（心率，SPO$_2$） | 5 |
| 给药 | 正压通气+胸外按压60秒，心率50次/分 | UVC置管 | 5 |
| | | 肾上腺素给药 | 5 |
| 抢救效果判断 | SPO$_2$是否明显上升？呼吸困难/青紫是否明显缓解？ | SPO$_2$是否明显上升？呼吸困难/青紫是否明显缓解？ | 5 |
| | | 是否需要连接呼吸机，是否即刻复查胸片/肺部B超？是否需要转运至NICU？ | 5 |
| 抢救复盘 | 完成抢救后患儿生命体征稳定 | 负责人带领团队复盘抢救过程，总结经验 | 3 |
| | | 每个小组成员发表意见 | 2 |
| 医患沟通做好记录 | 患儿生命体征稳定 | 做好医患沟通和人文关怀 | 2 |
| | | 记录抢救过程，并检查 | 3 |

（张莉　吴立志　岳青）

# 参 考 文 献

［1］中国新生儿复苏项目专家组,中华医学会围产医学分会新生儿复苏学组.中国新生儿复苏指南(2021 年修订)［J］.中华围产医学杂志,2022,25(1):4-12.

［22］邵肖梅,叶鸿瑁,丘小汕.实用新生儿学［M］.5 版.北京:人民卫生出版社,2019:390-404.

［3］张莉.新生儿疾病案例实践［M］.北京:科学技术文献出版社,2021.

［4］AZIZ K, LEE C H C, ESCOBEDO M B, et al. Part 5: Neonatal Resuscitation 2020 American Heart Association Guidelines for Cardiopulmonary Resuscitation and Emergency Cardiovascular Care. Pediatrics, 2021, 147 (Suppl 1): e2020038505E.

［5］美国儿科学会.新生儿复苏教程(第七版)［M］.叶鸿瑁,虞人杰,主译.杭州:浙江大学出版社,2019.